不如睡個好覺！
健康關係的知識百科！

超強健康睡眠術

宇琦、魯直　著

睡眠是最好的藥

根據美國俄勒岡州 One Peak 醫療中心的創辦人妮莎．傑克森，她是醫學專家也是演說家、作家，三十年來的研究：只要睡得好就能消除身體的各種疾病，比如疲勞、抑鬱、失眠症、腦霧（編按．腦霧指的是大腦運作如陷入迷霧一般，使思考力、專注力、理解力都大幅下降，可它不是病，是一種現象）、缺乏耐力等等。

她還說明，有規律的優質睡眠對控制身體血糖、增強運動效果，都有很大的幫助！

另外，睡得好還有十大健康功能——

一、控制體重

每天睡眠少於6小時的人，反而容易發胖。

二、預防憂鬱症

因爲睡眠不足，會產生更容易焦慮、煩躁、反應過度、發怒等等。

三、提高腦力

讓腦子更清晰、記憶力提高。

四、止痛作用

充足的睡眠，會減緩身體的疼痛。

五、增強體力

好的睡眠會讓你精力充沛、活力十足、耐力更佳。

六、預防心臟病與中風

每天睡不足6小時的人，心臟病復發比一般人高48％人；中風情況多15％。

七、預防酗酒與藥物濫用

只要睡好就不必靠酒精和藥物來幫助睡眠。

八、預防注意力障礙

睡飽能提高注意力集中、消除記憶力減弱。

九、抗衰老

不論男女，只要每天睡得好，就等於服用了一帖抗衰老的良劑。

十、增強免疫力

睡好、睡飽能戰勝各種疾病，讓身體免疫力增強。

前言

美國教授威廉·德門特曾經說過：「睡眠是人類防禦疾病的第一道防線。」人體通過睡眠消除身體和神經的疲勞，使精力在短時間得到一個舒緩，逐漸回復正常狀態。所以現在更多的人推崇「睡眠保健」，睡覺是眞正的「天然修復劑」。

人體定時攝入營養，這些營養成分通過內部器官的消化和轉化之後，形成對身體有利的養分而儲存起來，然後用於人們的日常生活。「消耗——儲存——消耗——儲存」這就是人體能量的更新規律。

這一條完整的運作路線，存在於每一個正常人的體內，在睡眠中完成所有的過程，所以人的睡眠不僅是閉上眼睛睡覺那樣簡單，也不僅僅是生理上的需要。在睡眠過程中人體內部各種系統和細胞、組織進行能量的轉化、吸收和儲存，而同時各個機能組織也在進行著自我的修復。比如，腦垂體會在睡眠時候增加生長素的分泌，蛋白質的合成也顯得特別積極，這些都能對人體健康起到保護作用。

現代社會競爭壓力大，工作緊張，人在沉重負荷下常常會覺得精神緊張疲憊，長久持續下去會影響人體內各系統的有效運行，如果不及時調整就會慢慢出現一些病變。壓力常常表現爲沮喪、失眠、緊張、憂慮、工作失誤、注意力不集中、冷漠，以及其他諸如此類的症狀。如果一些不必要的壓力沒有得到適當的控制的話，我們的健康、思維方式都會受到損害，因此，如何緩解壓力是一件相當重要的事情。良好的睡眠是絕好的調適壓力的良藥，它可以恢復體能、精神，消除疲勞。面臨心理壓力，如果我們要設法忘記壓力，驅逐壓力，睡眠便是大多數人能自然而然地應用的良方。

睡眠是人類不可缺少的生理活動，對女性來說，睡眠更具有美容的特殊功能。充足的睡眠對美容具有生理與心理的雙重益處，充足的睡眠使生理器官獲得充分休息和吸收營養的機會，而清晨起來精神飽滿，會使你信心十足，笑容明朗，神采飛揚。因爲夜間是人們皮膚細胞再生的最佳時間，更新得比白天要快得多。

睡覺的時候是肌膚進行自我修復的重要時期，假如長期熬夜或者睡眠品質不高的話，皮膚很容易出現「痘痘」、「脫皮」、「斑點」、「眼袋」、「黑眼圈」狀況，肌膚暗澹無光澤、毛孔粗大，整個人看上去也是病怏怏的，盡顯老態。

《素問．五臟生成篇》中講到關於睡眠和人體內部組織的關係——

「肝藏血，心行之，則血運於諸經，人靜則血歸於肝臟，肝主血海故也。」

也就是說，當人們處在睡眠中，肌肉組織也會自動鬆懈，連同身體的其他各項機能都一起減弱。新陳代謝雖然依舊在持續，但是速度緩慢，因爲這時候不只是身體本身需要休息，而且就連內部各個器官也同時在休息，只有在這樣的「靜止」狀態中，能量才得以儲存，器官的生理功能才得以恢復和調整。經過了充足的睡眠之後，第二天人就會變得精力充沛、思維敏捷、容光煥發。

本書是一本了解睡眠與健康的實用知識手冊，同時它很科學地將各種疾病可藉由睡眠來修護的訊息一一告知，最重要的是看完本書後，你將對自己所了解的「睡覺」完全改觀，如此你就已經擁有更健康的智慧了。

CONTENTS

第三章 失眠不是病，惹上了真要命／075

第四章　不覓仙方覓睡方／119

第五章 會睡的男人最精神／173

第六章 能睡的女人才滋潤／207

第一章

「睡」是一輩子的事業

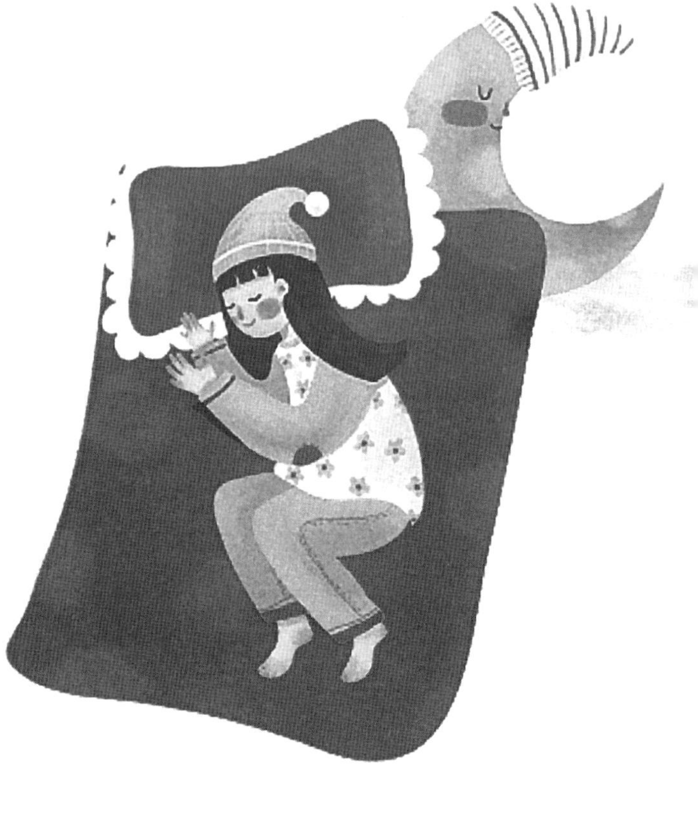

「睡」是一輩子的事業

1 「睡覺」決定你三分之一的人生

針對生活在大都會人士的個人睡眠的調查。調查資料顯示，當前有接近20%的人因睡眠嚴重不足導致精神恍惚，有40%的人忍受著由於睡眠不足而帶來的疲勞，另外40%的人，則由於睡眠品質差天天心情煩躁不安。

這些資料足以說明，在城市中生活的人們是多麼辛苦，連最基本的睡眠也無法達到理想的狀態。但都市人卻往往認爲這是「正常現象」，根本不值得「瞎緊張」。在這次調查中，僅僅有6%的人願意爲改善睡眠品質採取行動。

爲什麼人會花上三分之一的寶貴時間在「睡覺」之中呢？因爲沒有人能夠眞正地做到不休不眠，那樣會讓人精神委靡不振，根本沒有辦法支撐。如果一個人一兩天不吃飯可能還無大礙，但如果是一兩天不睡覺繼續工作，一定會影響人體健康的，這說明睡眠和吃喝一樣都是人活著必須要做的事情。

人們最容易接受的觀點就是：睡覺是爲了消除疲勞。爲了恢復消耗掉的體能，睡眠具有更重大的意義。人在睡眠狀態時，大腦會自然地釋放出大量的生長激素，這種生長激素能夠促進人體蛋白質的新陳代謝，對於人體內部的各種組織都起著再生長和再修復的作用。

睡眠不但能夠很好地消除身體的疲勞，而且還有助於消除人精神的疲勞。有人說睡眠的主要作用就在於幫助大腦恢復功能。在國外有專家對此做了長時間的研究和測試，他們以海豚作爲試驗對象，在對海豚經過長時期的觀察之後發現：海豚時常把大腦分開來使用，也就是說牠們是一半腦子保持清醒來覓食或者玩耍，另一半腦子處於睡眠狀態，而且在一小時內輪流使用。海豚這樣的用腦方式，更好地保持了牠們自身的健康，在輪流使用大腦的過程中，睡眠中的這一半大腦主要就是爲了恢復大腦的疲勞。

假如每個人每天都少睡一小時，算下來一輩子人的生命就相當於延長了三年半的時間！但是，即使是這短短的一小時，人體也不能缺少，否則會加快人體的消耗速度，使衰老和死亡加快腳步。人一定要睡覺，而且還必須睡夠時間，睡得有品質，每個人的睡覺情況就是考察身體健康的一個「晴雨錶」。

是什麼讓你「睡眠」品質低下

·**輕視「睡覺」** 有的人認爲睡覺純屬是在浪費美好的時光。他們會在應該睡覺的時候，爭分奪秒地看書、思考工作，或者拼命打牌、上夜店狂歡……總之，就是抓緊一切時間與自己的「睡意」做鬥爭。但是要知道，這樣做是將自己的身體推上一條非健康的「不歸路」。

·**被逼無奈** 人不是時刻都能做到尊崇自己的意願，即使在睡覺上也是一樣。有些人害怕別人譏笑自己睡得太早，甚至認爲在現在這個流行夜生活的時代，過早睡覺是一件可恥的事情。於是便和自己的睡意抗衡，強迫自己跟隨大眾的腳步，不願意做個早睡、沒有夜生活的「異類」。

·**過度挑剔** 有的人根本沒有辦法適應陌生的環境，在生活中養成過度挑剔的習慣。每個人都認爲自己的家是最舒服的，在熟悉的環境中睡得舒服安逸，但是我們誰也不可避免地要接觸到陌生的環境。有的人因環境的改變，就不可正常的睡覺。

·**恐慌緊張** 當經濟危機襲來，總惹得一批人沒有辦法安心入睡，他們總是在睡覺的時候擔心自己的工作，害怕失業、生病、失眠，但是，正是由於這些擔心才會讓工作更加不順利，心情更加煩躁，而失眠也就眞正的來臨。

2 健康身體離不開安睡

有權威機構專門針對各行各業工作者的健康狀況做過系統的調查，在調查結果中發現，有90％的人群一年中每天平均工作時間在8小時以上，其中每天平均工作時間在10小時的高達70％，12小時以上的有20％。

在這些工作者中，每一個年齡段所占的比例又是不一樣的。整體來講，30歲～40歲的人群，他們所要擔心和憂慮的問題更多，他們的身體健康更令人擔憂，很多事業有成的人都是如此。而年輕一族，也沒有想像中那樣輕鬆愉快，從學校畢業後，一踏進公司大門那一刻起，就開始忙碌。

前蘇聯教育家蘇霍姆林斯基說過：「良好的健康狀況，精神飽滿和體力充沛——這是朝氣蓬勃地感知世界和隨時準備克服困難的最重要條件。」

人人都希望擁有健康的身體，只有擁有了健康的身體才有資格談「事業」、「成功」、「家庭」，健康是一切人生的保障。隨著社會的發展，人們的生活隨之提高，無論是從居住條件還是飲食營養上，都遠遠超過了過去的生活水準，按理說，人們的身體也應該是越來越健康，但是為什麼在這樣的前提下，人們的身體健康狀況日益下降呢？

現代人的「早衰」早就不算是新鮮話題了。醫學研究發現，有相當一部分現代人從30歲開始就逐漸衰老了，而且衰老的速度愈漸加快，即使保養品和營養品很高級，也沒有辦法阻擋住衰老的腳步。人體本身的抵抗能力已經開始減退，人體各種組織、各個器官也明顯的開始衰老。

正是由於這樣，對疾病的侵入毫無抵抗能力，長時間處於疾病干擾的狀態，而且很容易就患上常見的疾病，並且久久不能治癒。當所有的「小病」變得習以爲常的時候，人們就更加不會去關心自己的身體，會自然地認爲是一種正常現象，而很多嚴重的「大病」正是這樣潛伏在體內的，很多不好的後果也是由於這樣的忽視而引發的。

現代人忙於工作的時間遠遠超過了休息的時間，運動的時間更是少得可憐！只有退休的老人，或者生過一場大病的人，切身體會到身體健康的重要性，才會自覺地進行身體鍛鍊；而更多的人則是想到在退休之後，或者「成功」之後再進行運動，可這時已經爲時已晚了。

有的行業本身也決定了工作的性質，比如媒體工作、投資外匯、演藝娛樂等行業，工作者長期處於快節奏、沒有規律的生活狀態之中，神經和身體都無法得到及時的休息，幾乎一直都處於工作的狀態，甚至做夢都在忙著工作。

這些忙於工作的人幾乎沒有自己的休息時間，沒有能夠眞正放鬆自己的心情和環境，大部分人嚴重缺少睡眠，實際上這樣做是在過早地消耗自己的體能，只會加快衰老的步伐。

近年來，醫學界的專家提出「健康的體魄來自睡眠」這樣的口號，這是經過科學家研究論證得出的結論。在提倡全民健康的活動中，睡眠是一個不可缺少的環節。更有人大膽地提出——「沒有睡眠就沒有健康」的論點，因爲睡眠是每個人生活中的一個重要組成部分，也是人體中非常重要的一項生理活動。

如果你希望擁有健康的身體，就必須從現在開始重新評估睡眠對於健康的作用了。**人們習慣性地從營養結構方面入手，花大量的時間研究健康食譜，參悟其中的養生之道；加上適量的運動，就認爲保障了身體的健康。當然，我們要相信營養和運動的魔力，這也是養生的好方法，但是人們往往忽略了最基本的問題——睡眠。**

睡覺是人類生命的基本需要，它和食物、水、空氣一樣重要，是人類賴以生存的基本前提。如果一個人想保持身體的健康，卻又無法保持充足的睡眠，這基本上是不可能的。更不用說正常地生活，出色地完成工作了。睡眠過程中得到休息的不僅僅是眼睛，更重要的是，在睡眠中人體自身的保護機能發揮出充分的作用，無論是身體本身的疲憊還是心理上的精神壓力，都可以得到很好的紓解，恢復體能，同時讓大腦得到最大限度的休息。

睡眠相當於存在於人體內部的一台自動「清掃器」，這是人類一種很重要的生理功能。人在睡眠中，植物神經（自主神經）系統依然可以通過它自身的調配，完成食物消化、營養轉化、營養存儲、廢物清除的任務。在睡眠中人體很多系統更加活躍，比如內分泌系統、排毒系統、免疫系統，人體的某些功能從而得到更大程度的強化。

但是人們更需要的是——「好」睡眠，高品質的睡眠，即安睡。一個人他的睡眠品質良好，他就可以通過睡眠獲得眞正的放鬆和休息，只有通過充分的睡眠才能緩解一切的疲勞，保證身體的健康。即使是智慧、精力、樂觀向上的生活態度，也可以通過好的睡眠來獲取。

助你安睡的「四大要件」

一、舒適的寢具　在睡眠過程中，最重要的就是與自己肌膚相親的舒適的床上用品了。現在醫生已經建議不能睡太軟的床鋪，因爲這樣會對人體腰部造成很大的損傷；而挑選枕頭的時候也需要特別注意，枕頭和睡眠品質可是密切相關的。挑選適合的枕頭是安睡的第一步，一個適合人體睡覺的枕頭，應該是在人躺下之後，讓頸椎曲線自然呈「S」形，最好讓臉部達到約呈5度的傾斜度。

二、完美的環境　睡覺的環境包括室內的光線、溫度、濕度、聲音。要想擁有好的睡眠，專家建議，在睡覺之前熄滅強烈的光線而開啓柔和溫暖的光線，儘量讓室內溫度控制在25℃左右，濕度保持在50％～60％。

三、找間好臥室 睡覺是一生的大事，爲了在睡眠中獲得健康，在選擇住地的時候一定也要考慮到睡眠，儘量挑選不嘈雜、沒有夜市的地方居住。

四、保證環保健康 睡覺之前一定要關閉電腦、手機等一切具有輻射危害的物品，讓睡眠擁有環保、健康的作用。

3 睡眠是最好的自我修復劑

身體很多時間是需要依靠自身的修復得以維持正常工作，並不是所有的藥物都能起到最佳的效果，而且多數問題並不能依賴藥物而得到治癒。比如，每個人在平時生活中都會受到一些小傷小痛，而只要遇到受傷的病人，醫生一般都是消毒、敷藥、包紮，這些都只是爲了讓傷口不再受到任何感染而已，眞正的傷口修復、組織再生卻只有靠著身體自身去完成。

身體的修復功能不僅僅針對表皮的外傷，對於內部組織的再生，也起著同樣的修復功能。這是一項神奇又複雜的工程，它並不是人們想像中的那樣理所當然。

身體自身具有的這種功能，可以說是自我保護最好的工具。只要人體的氣血能量處於正常平穩狀態，這些複雜的修復功能都是可以完全發揮作用。如果人體本身的氣血能量供應不足的時候，身體的修復功能也會相應的減弱，對於身體的受損狀況也只能做出選擇性地修復。所以保證氣血能量是最首要的前提。

白天人們一直處於活動的狀態，無論是身體還是精神都處於一種緊張的環境當中，無法得到眞正的休息。連續這樣的忙碌，使得身體的能量逐漸流失。長期處於這種狀態下，人體內部組織會受到不同程度的損傷，在這種情況下，身體根本沒有辦法進行自我修復。

美國教授威廉·德門特曾經說過：「**睡眠是人類防禦疾病的第一道防線。**」人體通過睡眠消除身體和神經的疲勞，使精力在短時間得到一個舒緩，逐漸回復正常狀態。所以現在更多的人推崇「睡眠保健」，睡覺是健康的巨大源泉，是眞正的「天然修復劑」。

白天的活動讓人們無從得到休息，與此同時消耗體內能量和營養成分，身體處於「消耗」的狀態，沒有辦法得到相應的補充，這就不是正常的新陳代謝機能。只有進行正常的新陳代謝，人的生命才能得以維繫，營養才能得以更新，細胞組織得到再生，從而煥發出生命的光輝。

所以，不能只消耗能量，而是更應該及時的補充，讓身體隨時都保持充足的能量，睡覺就是人們最方便儲存能量的方式。只有在睡眠中儲存到更多的能量，才能爲第二天的工作和學習，做好充分的準備。

能量是支撐人生存的首要條件，要生存就必須有充足的能量作爲身體的客觀條件，能量是生存的物質保證。無論是肌肉收縮、運動、思考，哪怕是保持體溫都需要能量支援才可以完成，而且人體內部的各細胞組織也需要能量才能「活動」，心臟的跳動、肺的呼吸、肝臟的排毒、大腦思維，等等，也只有在能量充足的前提下才能完成任務。

人體定時攝入營養，這些營養成分通過內部器官的消化和轉化之後，形成對身體有利的養分而儲存起來，然後用於人們的日常生活。「消耗——儲存——消耗——儲存」這就是人體能量的更新規律。

這一條完整的運作路線，存在於每一個正常人的體內，在睡眠中完成所有的過程，所以人的睡眠不僅是閉上眼睛睡覺那樣簡單，也不僅僅是生理上的需要。在睡眠過程中人體內部各種系統和細胞、組織進行能量的轉化、吸收和儲存，而同時各個機能組織也在進行著自我的修復。比如，腦垂體會在睡眠時候增加生長素的分泌，蛋白質的合成也顯得特別積極，這些都是對人體健康起到保護作用。

即使患有某種疾病的病人，也會在睡眠中進行自我修復，這就是一個對疾病無形的治癒過程。比如，患有腎病的人，除了藥物治療之外，還可以通過對肺、脾和胃的療養來加快治癒。人體的各個器官是相互牽制和相互影響的，很多人認爲哪裡患病就專門治療哪裡，這樣治癒的速度是非常緩慢的。**在睡眠中即使是頑固的舊疾，人體的自我修復功能也能夠起到幫助的作用。**

外界惡劣的環境對皮膚的損傷性無法估量，對於皮膚來說，高檔的保養品只能從皮膚表面進行保養，而要擁有更完美無瑕的膚質，從身體內部開始調養才是最根本的方法。一般來講，睡眠品質好的人膚質都比較好，正是因爲在睡眠中，人體的自我修復功能在發揮作用。

睡覺的時候是肌膚進行自我修復的重要時期。假如長期熬夜或者睡眠品質不高的話，皮膚很容易出現「痘痘」、「脫皮」、「斑點」、「眼袋」、「黑眼圈」狀況，肌膚暗澹無光澤、毛孔粗大，整個人看上去也是病快快的，盡顯老態。

《素問·五臟生成篇》中講到關於睡眠和人體內部組織的關係：「肝藏血，心行之，人動則血運於諸經，人靜則血歸於肝臟，肝主血海故也。」

也就是說，當人們處在睡眠中，肌肉組織也會自動鬆懈，連同身體的其他各項機能都一起減弱。新陳代謝雖然依舊在持續，但是速度緩慢，因爲這時候不只是身體本身需要休息，而且就連內部各個器官也同時在休息，只有在這樣的「靜止」狀態中，能量才得以儲存，器官的生理功能才得以恢復和調整。經過了充足的睡眠之後，第二天人就會變得精力充沛、思維敏捷、容光煥發。

睡前小細節讓睡眠更完美

·遵照醫生的建議　如果你是一位患者，或者正處於身體康復階段，在睡覺前一定要遵照醫生的囑咐吃藥。有的藥物一定要在睡前兩小時服用，有的則適合在半小時內服用，而有的藥物是切忌在睡前服用的，不然不僅會引起身體的不適困擾睡眠，而且容易讓病情加重，延緩康復。

·睡前用心清潔皮膚　人體的皮膚其實是很脆弱的，風吹日曬的環境對皮膚傷害非常大，睡前一定要按照正確的清洗步驟對皮膚進行徹底的清潔。我們的身體雖然包裹在衣物之內，但實際上也受到了損傷，在睡前進行淋浴，對身體做一次清潔，對於睡眠也是有幫助的。身體和內部組織都處於完全放鬆的狀態下，自我修復的功能才能發揮出最佳的效果。

·保持寢具的乾淨　睡覺的時候，床單、被子、枕頭都直接與人體接觸，寢具的清潔度也是保證人體健康的一個重要環節。

·保持室內空氣流通　在睡眠狀態中，身體不斷地在進行能量轉化，排放出大量的廢棄物，只有保持空氣的流通，才可能給身體內部提供新鮮的空氣，爲身體自我修復提供有利的條件。

4 要想皮膚好，睡眠不能少

充足的睡眠會讓你神采奕奕、肌膚緊緻、眼睛澄亮、精神煥發，那是因爲熟睡時的皮膚細胞格外活躍，皮膚表面的新陳代謝使皮膚能夠吸收更多的營養，清除表皮的多餘物質，保證肌膚細胞的再生。人在熟睡狀態時，腦垂體會分泌大量的生長激素，可以促進肌膚表皮下的眞皮層生長、加快肌膚的新陳代謝，有助於肌膚處於健康狀態。反之，睡眠不好會使肌膚的成長速度停滯，造成皮膚粗糙，缺少光澤。

詩人拜倫說：「早睡早起最能使美麗的臉鮮豔，並降低胭脂的價錢——至少幾個冬天。」充足的睡眠是美麗的前提。

睡眠是人類不可缺少的生理活動，對女性來說，睡眠更具有美容的特殊功能。充足的睡眠對美容具有生理與心理的雙重益處，充足的睡眠使生理器官獲得充分休息和吸收營養的機會，而清晨起來精神飽滿，會使你信心十足，笑容明朗，神采飛揚。因爲夜間是人們皮膚細胞再生的最佳時間，更新得比白天要快得多。

皮膚科專家認爲，皮膚的色澤，取決於表皮細胞內黑色素的含量、位置，以及皮膚血管收縮擴張的程度。這些因素都受控於神經體液內分泌系統的調節，而睡眠對此起著主導的作用。在睡眠過程中皮膚毛細血管循環增多，其分泌和清除過程加強，加快了皮膚的再生。

光滑、紅潤、富有彈性的皮膚，有賴於皮膚眞皮下組織微血管的充足營養供應。皮膚微血管暢通時，皮膚紅潤光澤；反之，則顏色晦暗，或顯得蒼白，缺乏營養，以致皮下細胞迅速衰老，出現皺紋，甚至變得粗糙。睡眠不足的人，常常出現皮膚表面微血管血液循環淤滯現象，使皮膚變得顏色晦暗或顯得蒼白。當皮膚微血管得不到充足血液時，皮膚細胞組織的新陳代謝就會因皮膚缺乏營養而受到很大阻礙，使皮膚細胞迅速衰老。另外，睡眠不足，也會直接影響內分泌，這對皮膚也有很大影響。睡眠不足，還會加深皮膚皺紋。

醫學研究表明，人體表皮細胞的新陳代謝最活躍的時間，是從午夜至清晨二時，因此女士們如想保持自己臉部皮膚好，務必養成在午夜十二時前入睡的習慣。熬夜是最能毀容的，因爲徹夜不眠將影響細胞再生的速度，導致肌膚老化。面部是表現美的直觀部位，所以保持面部的美麗十分重要。

愛睡的女人美麗。因爲身體排毒有定時，睡眠不足會把整個排毒過程攪亂。從身體排毒時間表來看，晚上9～11點是免疫系統排毒；晚上11點至凌晨1點是肝臟排毒，需在熟睡中進行；凌晨1～3點是大腸排毒；早上7～9點是小腸大量吸收營養。針對不同的排毒步驟安排睡眠，可以在睡覺中美容。

然而，都市生活緊張繁忙，一天24小時都不夠用，有的人往往會減少睡眠來增加工作時間；還有些現代青年喜歡夜生活，通宵達旦地進行「馬拉松」式的娛樂，長此以往，不但會影響皮膚狀態，更會對健康產生不利的影響。睡眠不佳，清晨就可以看出面色不好；長期失眠或少眠者，甚至出現面容憔悴，精神委靡，影響容貌。所以，休息時間必須好好分配，工作時工作，遊戲時遊戲，休息時休息，每天至少有8小時睡眠，務求得到充分休息。

睡眠美容六法

睡眠是人體消除疲勞的最好方法，如果能做到「睡眠美容六法」，第二天早上起床必定容光煥發。

一、晚餐清淡 晚餐中儘量避免或少量攝取鹽分及酒，以免晨起時面部及眼睛周圍浮腫。

二、清潔臉部 睡前應徹底清潔臉部化妝品，油質或易長粉刺的肌膚，不妨嘗試整夜使用面膜。睡前用水浸泡過的茶袋壓在眼皮上10分鐘，再塗上眼霜。清洗臉部後，用棉球蘸「收斂化妝水」拍打，並抹上乳液再睡。

三、保養手、足　在指甲根部塗抹乳液，輕輕按摩，再用護手霜按摩雙手；睡前用熱水泡腳，然後在腳上塗抹乳液，用雙手在腳趾、腳底、腳面反覆按摩。

四、睡前沐浴　睡前沐浴會使體溫自然升高，血液循環更加順暢，血行速度和水壓的促進，使全身的新陳代謝加快，使每一寸肌膚得到完全的放鬆。沐浴的水溫最好是37～39℃。這個溫度能讓副交感神經系統活躍，對鬆弛身心效果極大，稍泡久一會兒能消除疲勞，會帶來睡意。尤其秋冬季天氣乾燥，在家ＤＩＹ香薰浴最適合。在浴缸中放滿一缸水，讓芳香迷人的香薰使緊繃的神經鬆弛，心情也隨之放鬆。

五、聽輕鬆音樂　經過白天一整天的暴露，晚間的皮膚會特別疲勞。利用睡前的時間，聆聽音樂，使自己沉浸於音樂所營造的寧靜、柔美的意境之中，讓精神及肌膚都得到音樂的撫慰，會增加肌膚對保養品的吸收能力。在晨間，皮膚經過整夜充足的睡眠剛蘇醒，放一曲古箏、竹笛的樂曲，清雅、明快，再配合按摩保養動作，可以活化肌膚細胞、讓頭腦清醒。

六、喝杯熱牛奶　睡前喝一杯熱牛奶，牛奶豐富的鈣質和色胺酸可以放鬆肌肉。牛奶中含有的催眠物質，使全身產生舒適感，有利於入睡和解除疲勞。體虛而導致神經衰弱者，在睡前喝牛奶的催眠效果尤爲明顯。

5 夜深的排毒祕方

人人都知道，現在所講的「毒」不是指「毒藥」，而是人人爲之驚恐的體內毒素。有的專家指出，每一個人都有不同程度的「中毒」。

所謂的體內毒素，是指存在於人體內部的毒素，既然是毒素那肯定就是有害物質，會危害到人身健康。這些毒素來源於各個方面，我們現在所有的衣食住行都可能隱藏著巨大的毒素。

一般來講，由於人體自身的維護功能隨時隨地都在發揮功效，毒素帶來的危害並不顯而易見，甚至我們認爲一切都是正常的現象。但是，如果身體的維護功能遭受到一點點的損傷，功能減弱的話，這些毒素就會長期堆積在身體裏面，得不到及時清除的毒素，就像是埋藏在身體裏的一枚炸彈，隨時都可能爆炸。

毒素，已經成爲人人都害怕的一個詞語了。毒素在體內堆積，抵抗能力會隨之減弱，反應也會變得遲鈍，皮膚更是糟糕（痘痘、斑點、黑眼圈隨之而來），而且無法通過護膚品來取得良好的改善。其最明顯的外在表現爲肥胖、膚質粗糙、肌肉鬆弛下垂、毫無彈性、面目蒼老，並且伴隨著心情低落、性情古怪、悲觀消極的人生態度。

所幸的是人們意識到了排毒的重要性，使用了各種各樣的排毒方法，現在人們常用的主要排毒方法有兩種。

一、食療　「民以食爲天」，所以，食療是最常見也是最讓人接受的一種方式。生薑、大蒜、綠豆、蘆薈、苦瓜、木耳、蜂蜜……都是人們常用的排毒食物，並且有人在專門研究排毒的食譜，希望人們在平時的進食中清除體內的有害物質。

二、運動　運動包括常見的深呼吸、跑步、慢走，還有時尚的瑜伽、有氧舞蹈、普拉提。人們相信，運動讓身體的器官更加活躍，加速新陳代謝的步伐，然後通過汗液的方式將毒素排解出來。

這些方式在一定程度上都起著重要的作用，但實際上排毒更應該內外結合，效果會更好。運動和食療都是從外部入手的排毒方法，而眾所皆知的是，身體本身就具有排毒的功能，各個器官分工都各不相同。

排毒功能最強大的應該是淋巴系統，淋巴系統是通過流動在各個不同區域的淋巴液運輸到淋巴結這個「總回收站」，然後在此經過過濾，這樣就將這些毒素直接過濾到血液之中，隨著血液輸送到各個器官，最後通過肝臟、腎臟、皮膚排出體外。所以，你可以嘗試每天洗10～15分鐘溫熱水浴，或者在天冷時用熱水泡腳代替，逐漸養成這樣的習慣，以促進淋巴液回流。

肝臟是人體最大的解毒器官，而且肝臟的衰老速度是最慢的，它長時間都擔任著「解毒工作者」。肝臟中存在著一種解毒酶，這種神奇的酶可以充分地將食物轉換成對人體有益的物質，與此同時將食物中的毒素化解掉，但是這樣對肝臟的損傷非常大。

肺是利用呼吸的過程將有害物質呼出體外，但是它也在吸氣的同時，將更多的有害粉末、氣味、細菌吸入人體。所以，肺既有神奇的解毒功能，也是人體內最容易聚集毒素的器官。

皮膚暴露在空氣之中，所受到的毒素侵害也更爲直接，但不可思議地是皮膚是人體排毒功能最快的器官，而且效果也最爲明顯。因爲皮膚上具有特殊的「排泄小孔」很容易在流汗的時候，將其他器官無法排除的毒素排出體外。

腎臟將毒素通過尿液排出體外；排泄物通過大腸將大量的毒素排出體外。但是，尿液和排泄物如果不能及時排除的話，毒素將以很快的速度再次被吸收回身體，長久地停留於體內，從而影響人體的健康。

大腦雖然不直接參與排毒的工作，但控制著人體的精神狀態和心理因素，在一定程度上，也控制著各個器官排毒的效果。

骨髓是人體重要的造血器官，特別是成年人。骨髓的造血功能，影響著身體的一切活動。骨髓的造血從夜晚開始的那一刻起到凌晨4點內完成，如果睡眠不好或者熬夜失眠，排毒功能勢必受到影響。

也許很多人會認爲，這些器官隨時隨地都在充分發揮著自己的功效，根本不用人爲地去擔心和操心，所有的解毒、排毒工作都會自然而然地解決好。但實際上每一個器官的分工和工作時間都是不一樣的，如果你掌握了各個器官最佳的排毒時間，就能達到事半功倍的效果。

淋巴系統——最佳排毒時間在晚上的9～11點；

肝臟排毒——最佳時間在凌晨1～2點；

肺臟排毒——最佳時間在凌晨3～5點；

腎臟排毒——最佳時間在晚上11～2點；

腸胃排毒——最佳時間在早上5～7點。

可以看出，各個器官排毒的最佳時期正是人們睡覺的時候，所以，當你掌握了這些時刻表之後，就應該儘量按照這個時刻表來安排飲食起居，形成一種規律的生活，讓毒素更快更多的排出體外。也就是說，**人體在睡眠中自然的解毒，好品質的睡眠也將更有利於身體排毒，保證睡眠也保證了人體排毒。**

無論是爲了美麗的容顏還是健康的體魄，都應該培養自己的高睡商，擁有高品質的睡眠。夜晚是細胞生長和修復能力最強的時間，細胞分裂的速度比平時快幾倍，各個器官的活動旺盛，因此應該讓身體進入睡眠狀態，更有利於營養的吸收，廢棄物的清除。

社會工業化發展的進程日益加快，人們賴以生存的空氣、水和食物，都遭受到嚴重的污染。這些污染主要來自於工業化製造、汽車尾氣的排放、農藥的使用以及一些化學藥品產生的副作用，它們已經深入到我們生活的方方面面，根本無法計算出每個人在一天內要吸收多少有害物質。

同時，人體內部也會自動產生一些有害物質，在新陳代謝的過程中，人體就不自覺地會產生毒素。壞死的細胞組織、隱藏的疾病細胞甚至是多餘的脂肪，都是帶有毒性的。這些毒素雖然看不見，但確實存在於我們的身體裏。

6 睡得香，壓力自然消失

面對「您覺得每天睡得夠嗎？」這個問題，49%的被調查者覺得不太夠，更有10%的人認爲非常缺少睡眠。在問及造成睡眠不夠的原因時，「工作壓力過大」以33%的人數比例成爲榜首，接著依次是晝夜頻繁輪班、娛樂，爲生活中的煩心事所累、生理上的疼痛，以及環境雜訊等。在被調查的女性中，除了工作上的壓力外，生活中各種瑣事的煩惱，也是造成她們睡眠不好的主要原因。

隨著生活水準的提高，健康狀況問題也日益引起人們的關注。亞健康人群作爲介於健康與病患者中間的「第三類」人群，也廣泛引起了重視。處於亞健康狀態的人，即通常沒有器官、組織、功能上的病症和缺陷，但是自我感覺不適，疲勞乏力，經常處在焦慮、煩亂、無聊、無助的狀態中，自覺活得很累，而睡眠不好是這些症狀中最明顯的一個信號。如果四肢無力、昏昏欲睡持續好幾天，就表明身體到了需要調整的時候。

現代社會競爭壓力大，工作緊張，人在沉重負荷下常常會覺得精神緊張疲憊，長久持續下去會影響人體內各系統的有效運行，如果不及時調整就會慢慢出現一些病變。時下興起的一些瑜伽術、睡眠減壓法就是爲了減壓，讓人體回復健康舒適的狀態。特別是睡眠減壓法，由於其操作簡易、方便可行，受到許多人的青睞。在勞累之餘適時地睡上一覺就可以換取好心情和好精神，是我們大多數人的願望。

壓力常常表現爲沮喪、失眠、緊張、憂慮、工作失誤、注意力不集中、冷漠，以及其他諸如此類的症狀。如果一些不必要的壓力沒有得到適當的控制的話，我們的健康、思維方式都會受到損害，因此，如何緩解壓力是一件相當重要的事情。

我們感到疲憊，是因爲身體中釋放了壓力激素，如腎上腺的皮質醇，會使我們血壓和心率加快。但在它們發作之前，只要多睡覺就可以有效地防止。研究證明，充足的休息能使體內壓力激素分泌減少37%。大約50%的人有這樣的體會，晚上良好的睡眠可以使人次日感到平靜而精力充沛。

良好的睡眠是絕好的調適壓力的良藥，它可以恢復體能、精神，消除疲勞。面臨心理壓力，如果我們要設法忘記壓力，驅逐壓力，睡眠便是大多數人能自然而然地應用的良方。

在睡眠狀態中，身體處於靜態，心跳緩慢，血壓偏低，呼吸平穩。這時，交感神經受到抑制，而副交感神經開始發揮作用，身體細胞組織和器官處於自我修復、恢復之中。睡眠期間是人體功能最重要的休養和恢復階段。

如果正常的睡眠被破壞，人體所需要的修復和休養就不能進行，人就可能遭受壓力、疾病、早衰、思維混亂、疲倦、情緒不穩定等的侵擾。

睡眠對於人體生理和心理健康的重要性，不亞於空氣、水和食物。自從發明電燈以來，人類的睡眠比以前減少了20%，人的體力、腦力、心理都處於持續疲勞狀態。日本的過勞死者，50%以上不到四十歲，而且生前長期睡眠不足；研究表明，疲勞是造成57%車禍致死的因素。

睡眠可以讓機體中的大部分機能得以休息，恢復活力，也使一部分機體開始工作，以維持生命的需要，積蓄能量。如果睡眠失調，這兩部分機體都達不到應有的狀態，從而會嚴重危害健康。

因此，當我們感到疲勞或者壓力過大時，要學會主動休息。同樣是休息，卻有主動與被動之分。疲勞是會積累的，當你感覺疲勞時，其實你的疲勞已經積累得相當深了，這樣很容易造成身體透支。這時再去休息，就是被動休息。主動休息就是在還沒有感到疲勞的時候，休息就已經發生了。應當說，主動休息更具有科學性。主動休息的方式有多種多樣，午睡是一種不錯的主動休息方式。當然，主動休息還可以是忙裏偷閒，比如上班覺得累時，走出辦公室買瓶飲料喝喝，或者是做簡易體操。總的說來，主動休息就是用一種主動的心態去應付疲勞，不是在疲倦襲來之後，而是在它到來之前，你已經進行過必要的休息了。

睡眠減壓操作訣竅

·用睡眠減壓時，要保證自己8個小時的睡眠。

·平時注意睡眠要有規律性，這樣產生壓力後更容易睡得著，而且這本身對人體健康很有好處。

·爲自己創造一個良好的睡眠狀態。可以洗個熱水澡，自我按摩一下，聽聽舒緩的音樂；睡覺前的1～2小時，不要再加班，不要再接電話；如果上床不能入睡，乾脆起床走一走。

・如果因爲工作忙擠佔了您正常的睡眠時間，不妨嘗試獲得更多睡眠時間的方法，比如午餐或晚餐後在辦公桌前或沙發上閉上眼睛打個小盹，醒來後會倍感精神。

・對於睡眠不好的人來說，可以通過創造良好的睡眠環境來幫助入睡。一旦能入睡，就可能取得理想的減壓效果。

7 睡得好「錢途」就光明

美國佛羅里達大學做過一項「關於睡眠與成功」的調查研究。也許很多人會覺得這是無稽之談，睡眠怎麼可能和成功有關聯？大多數人還會認爲「被窩是失敗的溫床」，他們總是把睡眠和懶惰聯繫起來，認爲睡覺就是一個好吃懶做的表現。但是睡眠不僅僅是人體生理的需要，也是人們成功的一個重要保證。

佛羅里達大學調查顯示，睡眠不足的人，總是容易感到疲倦、暴躁，很容易衝動地做出決定，甚至會厭惡工作，這對於一個人的成功絕對不是個好的現象。

而且這項調查明確顯示，由於睡眠不足對人體造成的影響是巨大的，尤其女性的反應更爲明顯。如果女性缺乏睡眠更容易產生厭惡的情緒，無論是對生活還是工作、對自己的身材和周遭的人際關係都會表示出極度的反感和討厭。女性的性格較之男性更爲情緒化，更爲感性，所以，當缺乏睡眠的時候，她們的心靈和承受能力也更爲脆弱。

很多人知道情緒影響著一個人的行爲，卻不清楚情緒不好往往就是因爲缺乏睡眠的關係，所以人人都應該重視睡眠，擁有高品質的睡眠，才是從根本上解決問題的關鍵。

雖然，歷史上有過不少偉人通過「廢寢忘食」取得了令人讚賞的成績，但是也存在著無法迴避的現實：長期的勞累和辛苦讓他們的身體比常人更快地衰老。身體機能的退化，疾病的困擾，讓他們的生活並不愉快，也影響著他們自身的事業發展。

我們都不否認勤奮刻苦是一種美德，它激勵著一代又一代的人去創造新的人生。不過，「身體是革命的本錢」也是一句經久不衰的眞理。在現代化的社會裏，人們更願意相信時間就是金錢的道理，爭分奪秒、爭先恐後的快節奏生活方式，才是人們習以爲常的生活態度。

生活態度是決定生活方向的一個重要指標，一個人的前途都取決於他的態度。很多人還沒有意識到，睡眠在人生的過程中猶如食物和水一樣重要，同呼吸、心跳一樣是不可缺少的生理活動。然而，如果缺少呼吸、心跳，其後果是直接可見的，但是，如果缺少睡眠對生命帶來的後果，是一個緩慢而漫長的反應過程，正是這樣，人們就容易忽略掉缺少睡眠的問題。其實缺少睡眠不僅僅影響著人的精神面貌，就連身體內部機制也會受到嚴重的損害。

要有好的精神面貌，健康的體魄，都必須要有充足的睡眠。高品質的睡眠已經成為衡量人們健康的標準之一。一個人要想取得成功，在事業上做出一番成績，健康的身體和良好的精神面貌缺一不可。

管理界的精英們都流行著一個觀點，且被大多數人認同：要管理他人，必須先學會管理自己。不會經營自己的人也不可能經營好一個企業。他們所講的自我管理，最直接的就是指對自己身體的管理，身體的健康是一切可能的保證。

身體健康的關鍵就是擁有高品質的睡眠。在睡眠這個生理過程中，身體機能意識活動都會暫時喪失，骨骼和肌肉都會減少緊張和運動，就連感覺功能都會稍稍地減退。由於所有的器官都得到一定的休息和緩解，身體的功能都會得到一些改善。

在睡眠中，**除了身體本身得到了休息，更重要的是內部組織也會進行一系列的自我修復；皮膚、肌肉、血液也會得到相應的修復；人體的新陳代謝更為積極，有害物質都在這一時間段被清掃得一乾二淨。**

除了對身體的管理，成功的人更應該學會管理自己的休息時間。他們深知休息的重要性，習慣把工作和生活嚴格的區分開來對待，在相應的時間內完成相關的事情，更不會利用休息的時間來應酬、思考，給自己留有足夠的休息時間和空間。

在身體健康的前提下，人們的心情也會隨之愉快，心情愉快的人更容易保持一種積極樂觀的生活態度——熱情，這也是成功不可缺少的因素。熱情的人天生就是一個成功者，對事物和目標充滿熱情，不顧一切地去完成既定任務，而且永不止步，不會畏懼任何的挑戰；熱忱的人具有強大的氣場，將有才能的人留在周圍，也能很好地管理他人。

身體和精神是成功的雙重保險，而睡眠在這兩方面都起著關鍵的作用。從現在開始重視自己的睡眠，良好的睡眠讓自己擁有健康的體魄和精神，更是爲成功鋪路搭橋。

高品質睡眠必需的四大要素

一、控制不良嗜好　煙酒是健康的最大殺手，也是影響睡眠的最大隱患，而睡眠不足直接影響到第二天的精神狀況。

二、適量的運動　運動讓人更健康，在睡前兩小時做運動有助於提高睡眠的品質。但是切記只能進行輕微的運動，激烈的運動會讓腦部神經一直處於興奮狀態，反而難以入睡。

三、減少應酬　很多人的健康、青春、活力，都是在燈紅酒綠的應酬中漸漸消逝的。讓自己得到足夠的休息，在睡眠中這些東西都可以慢慢找回來。

四、學會享受　人們已經忙碌到把工作帶到入睡前的一秒鐘，很多人已經習慣在睡

第二章

打針吃藥，不如睡個好覺

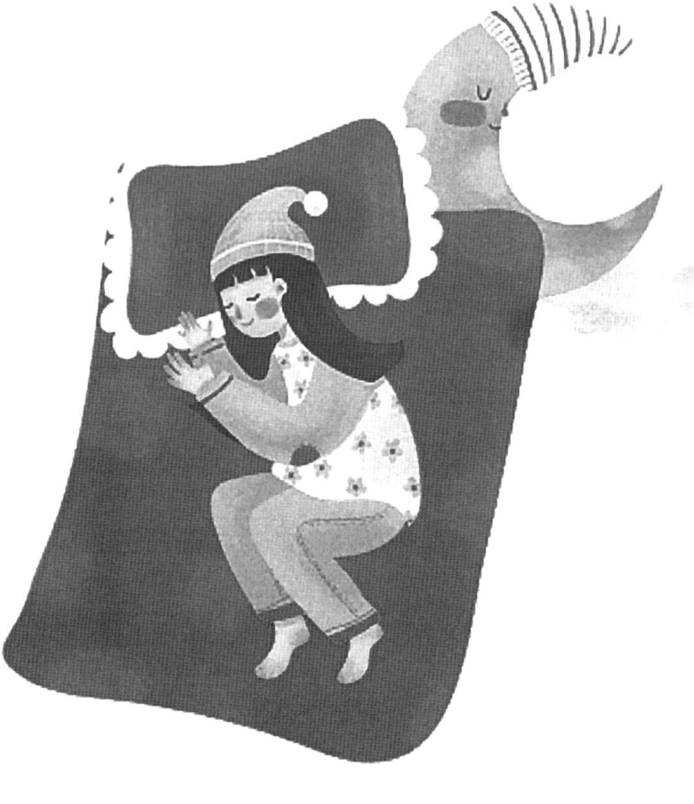

打針吃藥，不如睡個好覺

1 睡個好覺，百病自癒

現代人越來越重視養生之道，養生已經不再是專屬於老人的事情了，更多的年輕一族也加入到這行列中來。修煉氣功、研究食療、宗教信仰……都是靠著養生之風而風靡。那麼你，爲了健康，爲了長壽，爲了下一代，選擇了哪一種方法來修身養性呢？

俗話說：「一夜好睡，精神百倍；徹夜難睡，渾身疲憊。」爲什麼人們會如此看重睡覺這件事，甚至認爲睡覺也是一種大補？把睡覺也當成一種傳統的養生之道，睡覺爲什麼如此重要？

早在老子的養生方法中「睡眠」就被重視了，即老子所講到的「一陰一陽謂之道」，意思是說晚間睡覺是休養生息，養精蓄銳；白天工作學習則是釋放能量。如此一張一弛，才能得到陰陽調和。

睡眠是健康的加油站，保持良好的睡眠可以保證身體各個環節各項功能的健康。睡眠可以消除疲勞，幫助身體生長，改善人體酸鹼度的平衡度。好的睡眠，能幫助人體達到治癒百病的功效。

爲什麼我們感到身體狀態不佳的時候，好好地睡一覺就感覺神清氣爽，引起睡眠的特殊物質，實驗證明，這種叫SPU的睡眠物質既能促進睡眠，又能提高身體免疫力，有利於治療百病。

睡覺時，身體自身就會做氣血的調和，疏通各個經絡，所以人在醒來時會感覺到氣血順暢。睡覺對健康的恢復極其重要，能最快速地消除工作疲勞，緩解精神壓力，恢復體能。在睡眠中，人體自身的調理讓酸鹼度趨於平衡，不僅讓身體得到休息，還能預防急性病的發生。我們都有這樣的感受：比如正在沉睡之時，被人強行叫醒之後，無法保持意識清晰，往往頭昏腦脹或四肢無力，這就是因爲在睡眠中進行的氣血調和被打亂，這種生理現象對疾病的防禦和治療都沒有好處。

現在醫學認爲，在患者睡眠時，即使已經超過了正常的睡眠時間，也不應該強行叫醒病人。醫生認爲，只要呼吸均勻，面色正常，就應該讓患者睡到「自然醒」。無論是從西醫還是傳統的中醫角度去看，都一致認爲睡覺對於人體特別是患者極其重要。中醫記載有嚴重病患服藥後睡了三天三夜，醒來後疾病完全消除，恢復健康的紀錄，故對病患睡覺的處理是極其重要的。今日許多人不明此理，更怕病患一覺不醒而叫醒病患，對病患健康的恢復實在是一大傷害。

我們在安然入睡之時，人體的細胞分裂是最爲積極的時刻。如果睡眠不好，人體就很難控制住細胞的分裂過程，很有可能發生突變而成爲癌細胞。睡眠不僅對人身常見疾病有著預防和治療的效果，保證睡眠也是預防癌症的重要措施。

另一方面，健康人群都有著正常充足的睡眠，而睡眠過短，夜生活頻繁的人群，則容易誘發冠心病。醫學界明確地提出：睡眠時間過短是引起冠心病事件發生率增高的獨立危險因素。

優質睡眠的祕密

- 凌晨2～3點，是褪黑激素產生最多的時候，因此千萬不要錯過這段黃金的睡眠時期。
- 沐浴乳的選用不當也會影響睡眠品質。

2 一覺醒來，頭痛自然消失

頭痛看上去是自然的事情，和牙疼一樣，是人人都可能發生的事情，很多人從來都沒有放在心上，只有頭痛發生的時候，才會眞正體會到其中的痛苦。

雖然無法準確地統計，到底有多少人在忍受著頭痛的折磨，但是市場上治療頭痛的藥品層出不窮，保健品也從美容美膚逐漸轉向到治癒頭痛的方向上來，就不難看出，頭痛正困擾著多數人的生活。

昂貴的藥品，甚至翻山越嶺求來的神奇偏方，到底什麼才是行之有效的方法呢？

引起頭痛的原因非常多，平常的小感冒、氣候不適應、氣血不足、貧血、中毒、疲勞、便秘都會引發頭痛。

無論要解決什麼問題都必須先找到它根本的原因，才能對症下藥。有的原因需要通過醫生、醫療儀器才能準確地得到結論，而且必須在醫生和藥物的幫助下才能得到治癒。但是有的頭痛原因是可以自己找到的，也可以通過自己的努力得到改善。

日常生活中的飲食習慣可能就是你頭痛的罪魁禍首。巧克力、酒精飲料、化合物果汁、冰品、咖啡等只要過度食用，就會造成神經緊張，從而可能引起不同程度的頭痛。

工作繁忙，壓力過大也會帶來身體的不適，其中就包括出現頭痛的症狀。許多患有疾病的人也比一般人更容易感受到頭痛，因爲許多不同的疾病都可能對大腦造成不同區域的反射和牽涉，而表現出頭痛的症狀，這樣的頭痛一般屬於反射性或牽涉性偏頭痛。

專家指出，睡眠也和頭痛有著很直接的聯繫，睡眠不足是常見偏頭痛的原因。我們都有這樣的親身經驗，只要睡眠不充足、睡眠輕淺，或者熟睡時被人強行叫醒，都會出現頭痛的症狀。由於睡眠不足引起的頭痛是大部分人遭遇的情況。

既然能夠準確地找到病因，就可以通過人爲的行爲來改善現狀。我們應該養成飲食清淡的習慣，刺激性的食物和飲料要控制；每天都要進食纖維豐富的蔬菜和水果，幫助消化，因爲體內毒素堆積會而使頭腦昏沉，誘發頭痛；鹼性食物也要和酸性食物搭配一起進食，食用之後可以使血液保持呈鹼性，有利於頭腦清醒、思維活躍的狀態。

頭痛深度原因大剖析

頭痛最重要的原因可能是腦膜受到了刺激，血管收縮使張力增加；顱內外炎症、損傷、神經壓迫、血管牽引、肌肉收縮，這些都需要在醫院借助醫療儀器才能檢查出來的病症，屬於引起頭痛的物理因素。

頭痛也有可能是缺氧的表現。一旦缺氧，腦部就會及時地提醒我們，只要走到氧氣充足的地方，就可以緩解頭部的不適。

引起頭痛的原因也有很多來自精神層面。當身心受到外界環境的刺激時，就很容易產生焦慮、憂愁的情緒，這些不良的情緒長期存在，就很容易誘發頭痛。醫生認爲大多數的抑鬱症都伴隨著頭痛的症狀。

心理承受能力低下的人，在遭遇重大的打擊，或者生氣悲憤的時候也會伴隨著劇烈的頭痛，並且在一段時間內得不到控制。

所有的頭痛臨床表現是不一樣的，但是從中醫的角度來講，這些症狀有著共同的發病機理：肝陽上亢、腎陰不足、氣血虧虛、痰濁淤血。

好的睡眠是一劑良方。爲了不再遭受頭疼的困擾，現在開始就積極的改變吧，讓頭痛在睡眠中說再見！

菊花酒與茉莉花茶

眾所皆知的菊花、茉莉花都具有鎮定安神的作用。

菊花具有清熱利血的大功效，可生食、乾食、炒、蒸、煮、還可切絲入餡，做成菊花酥餅和菊花餃。我國古代就已經重視菊花的醫藥效果，在《神農本草經》中記載，菊花茶「主諸風頭眩、腫痛、目欲脫、皮膚死肌、惡風濕痹，久服利氣，輕身耐勞延年」。菊花酒可以利血氣、補肝氣、安腸胃，對於頭痛、目赤、肥胖都有顯著的效果。

菊花酒製作：將乾菊花去蒂用鹽水洗淨、晾乾，浸泡於低度酒中，密封一兩天後就可以飲用。也可以在酒中加入適量的地黃、當歸、枸杞，常飲可活血行氣、抗衰老、延年益壽，對頭暈目眩、疲勞多夢有很好的療效。泡茶劑量和飲用量均不可太多。

茉莉花和菊花一樣是我們常見常用的花種，茉莉花有提神、清火、消食、利尿、安定情緒，以及紓解鬱悶的藥效，特別是對頭痛、失眠和一些呼吸道疾病有明顯療效。

女性經期也容易出現頭痛症狀，而茉莉花茶就具有調經止痛、養血疏筋、活血化淤，排除血塊，減輕腹脹腹痛，使經血排出順暢的作用。因爲除去茶葉本身的藥效之外，茉莉花具有一定的解毒功能，二者的結合就是一劑良藥，可改善昏睡及頭暈目眩的現象。

對於有頭痛痼疾的人來說，平時生活中的調養是非常重要的，而睡眠則是人們公認的最佳治療方式。在睡眠中人體機制也相應得到休養整頓，緊張、激烈的情緒也能得到緩和，頭疼的症狀也就慢慢恢復正常。所以，在夜間安睡是很重要的生理需要。即使在白天小睡片刻也可以消除頭痛。

對於寢具的選擇，患有疾病的人可以根據自己的具體情況，在市場上購買適合的藥枕，來幫助睡眠，在睡眠中改善病症。中藥裏有不少安神健腦的藥材，也可以利用這些藥材自己縫製藥枕，長期使用就會起到顯著的效果。需要注意的是，使用太軟的枕頭和床都可能引起頭痛，或者加重本身的病情。

很多試驗證明，人們在安睡中，身體的自我修復比很多藥物治療都更有作用。所以，保證充足的睡眠是最重要的第一步。但很多人卻不能適當地把握這個度，要知道睡覺睡得太久，也會引起頭痛，而如果你沒有頭痛的病情，就不需要隨時小睡，時常小睡也可能引起偏頭痛。偏頭痛是人們最容易遇上的問題，並且不好醫治。

對於頭痛的人來說，正確的睡姿應該是平躺著睡，這樣能夠保持肌肉的平穩和舒展。另外，即使在平時站立中也儘量不要讓頭或者身體其他部位用力傾斜和扭曲。

遠離頭痛，健康睡眠的生活習慣

·**簡單保健操**　用十個指頭，由前向後抓頭，一抓一放，要把有頭髮的地方全部抓遍；然後再由前向後梳頭；用拇指按揉太陽穴，順時針和逆時針方向交替按揉。

·**隨時都要做的頭部運動**　正坐於椅子上，頭部依次向前、後、左、右屈頸5次，然後最大限度地把頭緩緩地從左邊扭向右邊，再還原，各做5次，最後頭向左環繞一圈，再向右環繞一圈，各5次。

·**保證空氣的清晰**　室內的空氣一定要流通，利用節假日到郊外呼吸新鮮的空氣。

·**謹防流行疾病** 季節交替的時候，病菌大量繁殖的時候，容易患上流行性疾病；在衣食住行上都應該採取相應的措施，預防疾病。

·**保持好的心態** 好心情和強有力的承受能力，樂觀向上的生活態度，是人體健康的需要。

3 宿便、便秘清光光

在此之前，人們認爲便秘是極爲私人的話題，難以啓口，更不會把這些私人話題時常掛在嘴邊討論。但是誰也沒有辦法迴避，很多人都受到了便秘的困擾，身體健康和心理情緒都受到嚴重的影響。

金銀花、決明子、茯苓……這些藥材都具有潤腸通便的效果，幾乎每一類此功效產品都含有這些成分。腸清茶被包裝成保健品，打著綠色健康的旗子，就這樣適時地出現在市場上，完全滿足了人們的需求。

類似腸清茶這樣的保健品，都是通過藥物來達到排毒養生的效果。宿便、便秘並不僅僅是一個簡單的生理現象，千萬不能輕視，因爲它們是人體腸道內一切毒素的根源。

長期便秘的人群，皮膚黯淡無光、頭髮枯燥、精神委靡、心情煩躁、肥胖水腫、食欲不振……女性還會出現痛經、月經失調、陰道痙攣、尿路感染等症狀。宿便容易引發肛腸類疾病，如直腸炎、肛裂、痔瘡、腸穿孔等；宿便也有可能引發心腦血管疾病，如心絞痛，心肌梗塞發作，腦出血，中風、猝死。正是由於便秘，排便困難，直接導致胃腸神經功能紊亂，無法協調身體機能。

另外，每次排便困難，使得直腸疲勞，肛門過度收縮，盆腔底部痙攣性收縮，導致「性趣大減」，出現性疲勞、沒有高潮的現象，性生活達不到理想的狀態。

宿便中含有大量的毒素，有害物質會慢慢侵犯中樞神經系統，影響到大腦的活動，記憶力會明顯下降，注意力無法集中，思維行動緩慢。宿便往往非常頑固，要使其排出，並非那樣簡單。長期停留於人體的糞便，又臭又髒，產生大量的毒素得不到及時的排除，身體又把這些毒素重新吸收，嚴重危害人體健康，抵抗能力相應下降，誘發各種疾病。所以，有「一日不排便，勝抽三包煙」的說法。

其中最爲可怕的是，宿便還是癌症的溫床。有資料表明，嚴重便秘者約有10%的機會患結腸癌。

食物入口之後，在口中被嚼碎，經過胃、小腸的消化、吸收，剩餘部分被運到大腸，經過1~2天才成爲糞便排出。食物從結腸的橫結腸運送到降結腸時，已經變成渣滓，形成糞便的狀態。當積累到一定量之後，就通過大腸的蠕動運動將其送入直腸。糞便到達直腸後，人產生便意，同時大腸開始劇烈地蠕動，以排出大便。

宿便即腸管內長期停滯淤積的陳舊大便。只要是超過5天還沒有排解大便，就能理解爲「便秘」。停留於腸內的糞塊叫做宿便。

應該把宿便看成是我們健康的頭號敵人！它不只是發生在洗手間中的一個小問題，它強有力的破壞能力已經嚴重影響到人們的生活。應該養成良好的生活習慣，消除宿便。而好的生活習慣是治療宿便的根本，包括適量的運動、正常的飲食、充足的睡眠。

排便最需要的就是腸道的蠕動，腸的蠕動是決定排便快慢的關鍵。所以每天最好要有適量的運動，即使做家務、走路、唱歌，只要每天堅持，都可以達到好的效果；含有大量纖維的食物都有幫助消化的作用，消化不好也是形成宿便的重要原因。

失眠和便秘好像一對孿生兄弟，總是同時出現，也可以說它們相互影響，相互作用，都是對身體健康極爲不利的因素。睡眠好的人，很少出現便秘的症狀，這是因爲在睡眠中，人體自身的排毒系統在有效地進行自我排毒，清除有害物質；而嚴重失眠的人群，身體機能已經被破壞，無法進行正常的自我修復。

凡是生物，都是在白天的活動中產生能量，在晚上開始進行細胞分裂，在此過程中把能量轉化爲新生的細胞，所以一切生物都是在睡眠中進行細胞的休養生息、新陳代謝，在這個時間各個器官都在對身體進行自我修復。由於肝助脾胃消化，如果睡眠缺乏，會引起肝胃不和，肝氣太虛不能幫助脾胃消化，削弱了消化能力，就很容易形成宿便，成爲毒素累積在體內，影響健康。

安睡是健康的保障，但是睡前的一兩個小時也很重要，因爲這直接影響到你是否能擁有一夜高品質的睡眠。在睡前5小時最好都不要進食，儘量把晚餐時間提前；很多人喜歡在夜間加餐、飲酒，這都是不好的生活習慣。當然，客觀原因不能允許的情況下，建議進食清淡的食物，少吃肉食。肉在人體內消化是最慢的，應該多吃蔬菜和水果，建議吃到七分飽；睡前的進食，糖分和鹽分都要儘量少攝入。因爲晚上胃腸也處於休息，蠕動緩慢，攝入過多，容易造成消化道負擔，長此下去就使消化系統受到損傷。

清除宿便GO GO GO！

・一定要吃早飯　因爲人經過一夜的睡眠，頭一天晚上進食的營養已基本耗盡，早上必須及時的補充營養。適量的食物帶動腸胃的運動，幫助排便。

・食物選擇的重要性　木耳、芹菜、海帶，以及各種粗糧，都是幫助消化的食材。特別是在睡覺之前，最好不要進食不易消化的食品，例如：紅薯、馬鈴薯、油炸食品、刺激性食物、豆類、冰淇淋。它們在體內堆積，形成宿便。

・正確地認識便秘　眞正的便秘要在醫生的建議下利用藥物達到治療，但是要知道一般一兩天不排便是正常的症狀，並不需要爲此焦急。

・**正規的利用藥物**　如果是嚴重的便秘患者一定要遵照醫生的建議服用藥物，但是不能過分迷信藥物，這樣很容易對藥物產生依賴。

・**冷食治療**　定時定量飲服一些冷飲，特別是早上起床之後，飲用冷牛奶、冷開水、冷果汁、冷蜂蜜水、冷汽水，幫助刺激胃腸產生蠕動，促進腸道反射性收縮，有利於通便。

・**洗手間也要講究環境**　要重視洗手間的環境佈置，以便心情舒暢，順利排便。

・**良好的習慣**　起床後的一杯涼開水，睡前一杯蜂蜜水，看似漫不經心的習慣，起著巨大的作用。

4 讓你的神經不再衰弱

神經衰弱是人人都可能遇上的問題，而且女性患病的人數遠遠超過男性。神經衰弱並不等同精神病患者，但是它的確屬於精神疾病中的一類。看起來似乎無關緊要，卻深深地困擾著人們。有的人卻又小題大做，認爲這就是精神分裂的前兆，搞得人心惶惶，無法安心。

神經衰弱是指大腦機能發生紊亂，致使認識、情感、行爲和意志活動出現不同程度的異常。神經症，也是一種精神障礙，主要表現爲持久的心理衝突，病人自己可以覺察到或體驗到這種衝突，並爲此深感痛苦，妨礙心理活動或社會功能，表現出多種病症，如癔症、焦慮症、強迫症等。

而神經衰弱的病人自制力大都保持良好，這就是神經衰弱與精神病的根本區別，沒有持久的精神病性病狀，通常不會把自己的病態體驗與客觀現實相混淆。病人保持著自身的現實檢驗功能，行爲也保持在社會規範允許的範圍內，並不會有明顯離奇和出格，他人能夠理解和接受，病人自己也會要求接受治療。

神經衰弱是因爲長期存在一些精神因素引起的腦功能活動過度緊張，從而削弱了精神活動的能力，主要臨床特點是易於興奮，又易於疲勞，常伴有各種軀體不適合睡眠障礙，精神活動能力減弱，爲焦慮和煩惱或被各種不適感所困擾，這與所有的神經症病人症狀是一樣的。

失望、傷心、憂慮、失眠、疲憊……任何一種精神和情緒上的緊張狀態，都有可能引起神經衰弱。從事體力勞動的人，如果休息時間多的話，每天就可以做更多的工作。但是遇上這種精神上的症狀，應該怎麼辦呢？可以通過以下三種方法進行治療。

一、冷水浴法 冷水具有刺激、強壯神經系統的作用，從而增強體質。神經衰弱患者自身條件允許的話，早晨起床後適宜冷水浴，每次30秒到1分鐘左右即可。

二、情緒控制 治療神經衰弱最主要的還是要靠自己的意志力。一切情緒都有可能在睡眠中得到釋放，安靜的環境，平和的心態，樂觀的人生觀，相信這世界上沒有什麼困難是無法翻越的，也沒有任何一種悲傷會長留於心間。

三、適量休息 專家建議，在你感到疲倦以前就休息。

適合神經衰弱食用的湯品

・**龍眼薑棗湯**：龍眼肉、生薑、大棗，選用肉厚、片大、質細軟、油潤、色棕黃、半透明、味道濃甜的龍眼肉，鮮生薑洗淨刮去外皮，拍碎或切片，大棗洗淨備用。把龍眼肉、生薑片、大棗一同放入鍋中，加水兩碗，煎煮成一小碗即可。棄去藥渣飲湯，此為一日量，分兩次飲用。這款藥膳有補血益氣，養血安神的功效，適用於中老年人心血不足、失眠、健忘、神經衰弱、貧血。

・**小麥黑豆湯**：小麥、黑豆同放鍋中，加水適量煎煮成湯，棄去小麥黑豆藥渣飲湯。此為一日量，分兩次飲服。這款藥膳有滋養心腎，安神的功效，適用於心腎不交之失眠、心煩。

・**蓮子桂圓湯**：蓮子（去芯）、茯苓、芡實、龍眼肉，文火燉煮50分鐘，棄去藥渣，至煮成黏稠狀，再放入紅糖，冷卻後飲湯，此爲一日量，分兩次飲服。這款藥膳有補心健脾、養血安神的功效，適用於心悸怔忡、失眠健忘、乏力肢倦、貧血、神經衰弱。

5 擺脫惱人的亞健康狀態

「亞健康」從字面意思理解就是介於健康和生病之間的一種狀態。隨著工作節奏的加快，生活壓力的加大，人們容易緊張、苦悶，加之種種現實問題的困擾，許多人時常感受到身體不適，包括失眠頭痛、胃脹、身體的不適、食欲差，但在醫院卻檢查不出任何問題。這些症狀如影隨形地對人身造成嚴重的困擾，使大腦的高級神經中樞和植物神經功能紊亂，伴隨頭痛、呼吸、循環、內分泌、消化等多個系統的不適症狀，這就是醫界所稱爲的亞健康。

時常可以看見關於自殺的調查報告，絕大多數都是因爲抑鬱、孤獨等心理原因，究其根源還是健康的原因。亞健康症狀並不明顯，卻很容易積壓成疾，造成嚴重的後果。

有人曾經在清華大學做過一項調查研究，大部分學生表示，白天上課精力不集中，很容易出現暈眩、煩躁、抑鬱、反感、厭惡的情緒，身體虛弱易感冒。風華正茂的學生健康狀態尚是如此，更不用想像在社會勞累工作的薪水族了。大多數人的症狀比學生還要嚴重，遲到、精力不集中、情緒化，甚至會出現厭世的消極悲觀情緒。

很多人表示他們從來沒有在晚上12點之前安然入睡，自認爲自己的睡眠長期不足。健康狀態讓人憂心忡忡，身體時常出現小病小痛，但是很少有人有勇氣去做全面體檢。先自己做做測試，看看你是否也是「亞健康一族」？

1．早上即使醒來也不願起床，總想賴在床上；感到情緒有些抑鬱。

2．體重有明顯的下降趨勢，眼眶深陷、下巴突出，經常出現早上起床時，常有較多的頭髮掉落。

3．昨天想好的事，今天怎麼也記不起來了。

4．害怕走進辦公室，覺得工作令人厭倦，工作效率下降。

5．不想面對同事和上司，工作情緒始終無法高漲；有自閉症傾向。

6．不再像以前那樣熱中於朋友的聚會，和同學交談有種強打精神、勉強應酬的感覺。

7．工作一小時後，身體倦怠，胸悶氣短。最令人不解的是，無名的火氣很大，但又沒有精力發作。

8．一日三餐，進餐甚少，排除天氣因素，即使口味非常適合自己的菜，近來也經常味同嚼蠟；感覺免疫力在下降，春、秋季流感一來，自己首當其衝，難逃「流」運；性能力明顯下降。

9．晚上經常睡不著覺，即使睡著了，又老是在做夢的狀態中，睡眠品質很糟糕。

10．對城市的污染、雜訊非常敏感，比常人更渴望清幽、寧靜的山水；盼望早早回家睡覺，卻無法入睡。

如果有五個症狀符合的話，就說明你已經進入了「亞健康一族」了。而且得到的肯定答案越多，表示你的症狀越來越嚴重，需要及時改善。

「亞健康」即指非病非健康的狀態，這是次等健康狀態，是介於健康與疾病之間的一種中間狀態，又稱爲「次健康」、「第三狀態」、「中間狀態」、「游移狀態」、「灰色狀態」。

亞健康是個大概念，其中人們常見的一種狀態，是與健康緊緊相鄰的，一般稱作「輕度心身失調」，它的主要症狀表現爲：疲勞、失眠、胃口差、情緒不穩定；它約占人群的25％～28％，不過這些失調容易恢復，而且一旦恢復了則與健康人並無不同。

我們可以看到，社會環境壓力和人的自我調節能力是與亞健康密切相關的外部和內部因素。因此，要擺脫亞健康的困擾，應該及時調整自己的生活規律，勞逸結合，而保證充足睡眠是首要因素。

亞健康狀態的原因，主要有以下幾個方面——

一、生活壓力　社會的競爭日益激烈，對人的要求越來越高，爲了讓自己生活得更好，所有人都打著「提高生活品質」的旗幟，刻苦勤奮地拼搏。爲了適應這快節奏的生活步伐，人們只有犧牲自己的時間去不停地向前衝。學習、充電、競爭佔用了大部分時間，沒有機會好好休息，身體得不到休息，能量得不到補充，生活長期處於不規則的狀態之下，就沒有健康可言。

二、心理壓力　心理壓力其實都來自於生活的壓力，對現實的不滿造成緊張、抑鬱、焦慮，如果人長期處在失意、憤怒、沮喪、焦慮、抑鬱、緊張等惡劣情緒中，也會反作用於生理健康，影響機體的壓力及免疫能力，加重軀體的不適。

當人體出現亞健康狀態時，經常會出現以下表現——

三、疲勞　因爲工作的週而復始，根本沒有辦法得到良好的休息，疲憊的狀態無從得到緩解。這種疲勞不是由於工作負荷的突然增加而使機體在短時間內無法適應，而是機體的代謝和儲備能力處於一種低下的狀態，不能滿足機體日常活動所需。

四、身體機能老化　幾乎在一夜之間，自己能夠感覺到視力、聽力、記憶力、意志力等迅速下降。有的人認爲這是一種隨著年齡而變化的表現，不過，這並不是一種正常的現象，過度的透支健康，讓我們加快了衰老的腳步；也有可能是嚴重的病變，一定要到醫院做及時全面的檢查。

五、情緒波動嚴重　越來越無法控制自己的情緒，總是感覺心煩意亂、鬱悶、失望、悲觀，情緒得不到控制，行爲混亂。

六、面容憔悴　認爲自己睡得夠好夠多，但依然看起來無精打采，皮膚暗澹粗糙、毛髮枯燥無光，對自己深感不滿。

七、生理不適　四肢發脹，大便乾燥，體溫異常，倦怠無力，經常感冒，心慌氣短，驚悸少眠，胸悶憋氣。

調查發現，導致人群處於「亞健康」狀態的罪魁禍首就是睡眠不足。很多人認爲睡眠只是一種生理過程，爲了節約時間他們認爲少睡也沒有什麼不好。他們無法理解睡眠與健康息息相關，睡眠不足往往容易引起人體免疫力低下、情緒煩躁、焦慮不安、記憶力下降，同時還可能引發神經衰弱、高血壓、心腦血管意外，以及心理疾患等，甚至造成猝死。熬夜對健康損害極大，而健康損害了就很難再修復。僅僅是因爲熬夜，導致身體疲勞和心理抑鬱處於亞健康狀態，早衰、早病、早逝的現象也不斷增多。

改善你的亞健康，從睡眠開始——

首先要正確認識到睡眠的重要性，睡眠不足或者作息時間不規律的危害，對精神的影響比身體更嚴重。睡眠時間一定要保證在6～9小時，才是健康科學的睡眠。

有的人認爲自己睡覺的時間達到了6～8小時，第二天卻依然沒有精神應對工作，這是因爲這類人群對自己的健康過分關心，心理暗示非常嚴重，認爲一定要無夢、沉睡才是高品質的睡眠。過分關注夢感反而會增強夢感，夢感增強的結果反過來又加重對健康的擔心、對失眠的恐懼，以至形成惡性循環，根本就無法獲得安睡，睡眠的作用也沒有充分發揮。

如何改善亞健康

·**積極向上的心態**　用樂觀的心態面對人生中的困境和挫折，學會理性地分析事態，做到知足常樂，對未來抱著希望。如果總是杞人憂天的悲傷心情，對健康是沒有任何好處的。

·**適量的運動**　現在提倡的有氧運動，運動強度不大，對身體健康有顯著的效果，適用於每一個人，但運動要求持之以恆，循序漸進。

·**適當調整生活節奏**　每天安排與自己有關的生理時鐘、做事習慣協調起來。有規律的生活無論對身體還是心理都大有益處，科學的生活方式會讓自己過得更健康。

·**保證高品質的睡眠**　不要挑燈夜戰，減少夜間活動，在晚上11點之前就上床睡覺，保證充足的睡眠，才能讓身體得到眞正的休息，爲第二天的工作做好能量儲備。

・**均衡飲食結構**　保證人體每天都吸收到自身需要的營養，對於飲食要合理搭配，精心挑選。按照自己的具體情況，或者根據營養醫師的建議，補充營養元素。

6 睡眠對抗電腦綜合症

當電腦作爲一種我們習以爲常的生活工具進入人類世界之後，很多人都已經完全忘記沒有電腦的年代是什麼樣子。我們也無法想像現在沒有電腦，眼前這一切的工作該要怎樣才能開展？沒有電腦就像吃飯沒有筷子一樣，我們將會顯得無所適從。

但凡事皆有兩面。電腦也是把雙刃劍，它有不可替代的作用，同時也對我們的身體埋下了不健康的隱患。電腦綜合症頻繁發生在辦公室人員身上。消除電腦綜合症，睡眠是絕佳的方式之一。

電腦綜合症以上班族患者較常見，金融業者是電腦綜合症高危族。現在很少有不用電腦的工作，電腦的熟練操作已經成爲一種基本技能。長時間面對電腦，很容易疲勞成疾，電腦的輻射更是比其他電器都要大。

調查顯示，使用電腦易引起近視和睫狀肌痙攣。電腦強大的輻射，對皮膚損傷特別嚴重，很容易引起皮膚過敏、紅疹、瘙癢、乾燥、斑點和其他一些皮膚疾病。

電腦綜合症對身心帶來的傷害是長久積累的，短時間可能察覺不到異樣，工作了一段時間就會出現頸部僵硬、腰酸背痛、肩膀及上臂的酸痛等問題，這主要是因爲長時間固定一個姿勢或是兩手前臂懸空，肩膀與頸部因此被提起，造成了肌肉的不正常受力或拉傷。

如何避免電腦綜合症

電腦綜合症是最近幾年才廣爲人知的新「病種」。電腦顯示器是高亮度、有閃爍、帶輻射的，長時間注視，易導致臨時性近視，同時由於眨眼次數減少引發視覺疲勞，眼睛乾澀、發紅，有灼熱感。使用電腦時由於人們的坐姿很少有變化，持續過久容易導致腰背肌群疲勞，嚴重者可造成頸椎和腰椎勞損。每天在鍵盤上重複工作，手腕長期、密集、反覆的過度活動，會逐漸形成關節損傷，也就是人們常說的「滑鼠手」。

操作電腦過程中注意力高度集中，眼睛和手指快速頻繁運動，生理、心理都不堪重負，從而產生頭暈目眩、失眠多夢、神經衰弱、機體免疫力下降。同時，長期面對電腦工作也會對人的心理產生一定的影響，過度上網容易使人產生社會隔離感以及沮喪、孤僻、悲觀等心理障礙，甚至誘發一些精神方面的疾病。

夜間是身體內部組織進行自我修復的過程，安然入睡之後，在睡眠中可以讓一切不適的症狀得到緩解，因此，按時睡覺是非常重要的，可以改善電腦綜合症對身體的傷害。爲改善睡眠，遠離電腦綜合症所引發的其他嚴重的疾病，需要規律作息，安全生活。以下方法要謹記——

·**面部防護**　螢幕輻射產生靜電，對厲害的電磁輻射還是應做足「面部」功夫。上網前塗上防輻射隔離乳液，以增皮膚抵抗力；上網結束後用溫水加上潔面液徹底清洗面龐，將靜電吸附的塵垢通通洗掉。

·**保護眼睛**　平時準備一瓶滴眼液，以備不時之需；上網之後可敷黃瓜片、馬鈴薯片，涼茶也不錯；或戴防輻射眼鏡。

·**補充營養**　維生素B、新鮮果汁對電腦工作者很有益。

·**放仙人掌**　在電腦旁邊擺放仙人掌，它具有很好的防輻射效果；常吃橘子、喝茶也利於防輻射。

·**常做體操**　平時要做做體操，以保持旺盛精力，如睡前平躺在床上，全身放鬆，將頭仰放在床沿以下，緩解用腦後腦供血供氧之不足；做抖手指運動，這是完全放鬆手指的最簡單方法。

7 小心！有些病是睡出來的

睡眠過多未必對人體有好處。人體只需要高品質的睡眠，多睡不但睡不著，對健康也無益。隨著年齡的增長，每個人睡眠時間會自動的減少。我們在嬰兒時期平均每天要睡到17小時，而成年之後，只需要保證7～9小時就可以維持一天的正常生活了。

生命在於運動，需要勞逸結合。我們時常聽說「過勞死」，卻不知道過度的休息也會讓人陷入不健康的狀態，過度休息會導致人體機能的衰退，免疫力降低，誘發各種疾病。如長時間壓迫局部肌肉，導致麻痹，甚至發炎感染；缺乏運動還會影響到腸胃的蠕動消化吸收……

．**睡多了首先是影響精神面貌**　按時上床睡覺，按時起床的人總是精神奕奕的，但是超過了正常的時間之後，等待你的就是渾渾噩噩的一天，你甚至不能控制自己的行爲，感覺像是夢境一般的不眞實，嚴重地影響到工作。

．**睡多了胃病來報到**　經過一個晚上的睡眠，身體已經消耗掉所有的養分，會出現明顯的饑餓感，胃腸道需要新的食物。這時如賴床不起，勢必打亂胃腸功能的規律，時間一長，胃腸黏膜將遭到損害，容易誘發胃炎、潰瘍及消化不良等疾病。

人在入睡後新陳代謝降低，能量消耗減少，如果睡覺時間超過正常需要，就會使體內能量儲存於體內，以脂肪的形式堆積於皮下，很容易導致肥胖。

·睡懶覺會打亂生理時鐘節律　正常人體的內分泌及各種臟器的活動，都有自己的晝夜規律。這種生物規律調節著人本身的各種生理活動，使人在白天精力充沛，夜裏睡眠安穩。如果平時睡懶覺，會擾亂體內生理時鐘節律，使內分泌激素出現異常。長時間如此，則會精神不振，情緒低落。

·睡懶覺影響肌肉的興奮性　經過一夜的休息，早晨肌肉較放鬆。醒後立即起床活動，可使肌肉血液循環加劇，血液供應增加，從而有利於肌肉纖維的增粗。而賴床的人肌肉組織長時間處於鬆弛狀態，肌肉修復較差，代謝物未及時排除，起床後會感到腿酸軟無力，腰部不適。

·經常睡懶覺還會影響記憶力，降低工作效率　即使是節假日也要保持正常的生活規律，按時睡覺，按時起床，睡懶覺會讓人越睡越累。

提倡8小時睡眠是有科學根據的。睡眠時間不能少也不能多。人的生活規律與體內激素分泌是密切相關的，生活及作息有規律的人，下丘腦及腦垂體分泌的許多激素在早晨至傍晚相對較高，而夜晚至黎明相對較低。

專家說，其實很多人睡夠6小時就可以恢復精神了，但有人白天反覆擔心自己會精神不佳，這是一種自我暗示，結果眞的精神不佳。還有人強制命令自己：昨晚沒睡好，今晚無論如何要睡足，在給自己很大壓力下睡覺反而沒睡著，於是以爲自己眞的患上失眠了。其實，哪怕連續兩三天沒睡著都不要緊，因爲人體有生理週期，幾天勞累沒睡好肯定過兩天會睡得很香很甜。

·**太重視睡眠的結果，就是只要有天晚上沒睡或睡不足8小時就會感到焦慮**　從理論來說確實應該保障8小時睡眠，但實際上如果能睡足6～7個小時，也能正常維持人們白天的精神和活動。

·**睡眠過多還會導致機體抵抗力下降，容易感染病原體，誘發多種疾病**　肌肉組織錯過了活動良機，起床後時常會感到腿軟、腰骶不適、肢體無力，所以必須注意睡眠時間的均衡，保持良好的生活規律。

·**午睡太長也容易引起更大的疲勞**　午睡時間應控制在15～30分鐘比較恰當，最長不要超過1小時。超過這限度，不但不易醒，醒來後還會有輕微頭痛或全身無力的感覺。

·**睡眠品質決定於深睡眠時間，而不是睡覺的時間**　也就是說睡眠時間長的人不一定有精神。女人失去深度睡眠之後會迅速衰老，每天睡超過9小時，患中風的風險就會增加；男人缺乏深度睡眠會導致脂肪堆積、腰圍增加、肌肉鬆弛、代謝功能和性功能下降；睡眠時間增多至7～8小時以上，會使心血管死亡危險增加1倍。在睡眠之初，都是淺度睡眠，這一時間外界環境還比較嘈雜，要等環境逐漸安靜之後，人才有可能進入深度睡眠。所以說，環境從有聲到無聲的變化，是進入深度睡眠的重要前提。

不過，究竟要睡多少時間才適合？這需要根據各人自身情況來確定。一般來講，第二天不感到疲乏，精力充沛，這就是健康的睡眠，就是科學的睡眠時間。養成規律的睡覺時間，可以保護機體、避免免疫力低下。

如何阻擋不正常的睡意

·**嗜睡是不健康的表現**　嗜睡的人大約5分鐘或用不到5分鐘就能入睡，而正常人一般需要12～14分鐘才能入睡，並且在這樣的小睡中不會進入睡眠階段。如果有嗜睡的現象應該及時到醫院就診。

·**適量的運動**　適量的運動讓人隨時保持頭腦清醒，不至於渾渾噩噩地想睡覺；週末可以和朋友一起遊玩，或者在家做家務，也比躺在床上好。

·**規律的生理時鐘**　無論是上班還是休假，都嚴格按照自己的生活規律進行，不晚睡，不賴床，不熬夜，不過黑白顛倒的日子。

·**刺激你的神經**　雖然，我們說刺激性飲料和酒精對睡眠和健康沒有好處，但是它們也並不是一無是處，適當的飲用也可以達到保持精力的效果。

第三章

失眠不是病，惹上了真要命

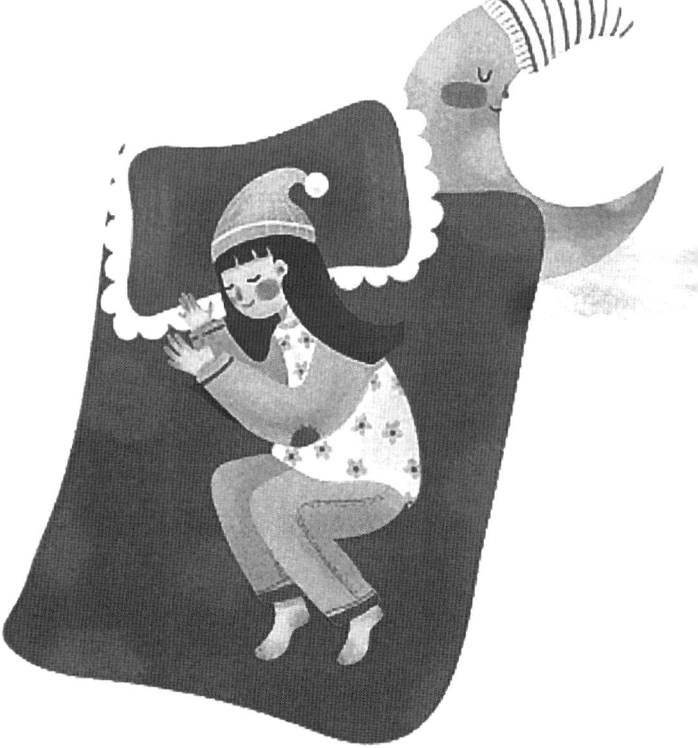

失眠不是病，惹上了真要命

1 聰明人為什麼睡不好？

世界上的事情總是這樣奇妙，事情往往不會發展到完美的境界，比如一個智商高的人他的情商ＥＱ並不一定就高，而情商ＥＱ高的人也很少是天生聰明的人。近日專家研究發現，智商高的人相對的都呈現出睡商低下的現象，也就是說，越是聰明的人越是容易失眠，比一般的人更容易患上失眠症。

教育學家已經開始將這一理論引進到教育領域，他們呼籲家長重視孩子的睡商培養，因爲這影響著孩子的智商和情商的發育，直接影響著孩子將來的人生。

現在社會的中堅力量並沒有接受到這樣的教育理念，現在他們的生存狀況是怎樣的呢？醫生告訴我們，前來神經內科就診的年輕人越來越多，他們都是因爲失眠的原因而接受治療的。醫生說，失眠正像是一股強勁的龍捲風，襲擊著每個城市的精英人士。

醫生所指的精英人士，並不單單是指年輕人，而是在一個城市或者你的周圍充當著重要角色的人，也就是所謂的智商高、聰明的人物。或許你就是這樣一個了不起的人。那麼你是不是發現，這樣的人就像醫生說的那樣，更容易患上失眠症？

究其原因，最直接的因素應該是，這類人思維比常人要活躍得多，考慮事情比一般人要仔細和周全，直接導致他們休息時間減少。這樣的人習慣把問題帶到床上去思考，從而影響他們的睡眠品質，思緒是干擾睡眠的一大兇手。

中醫所謂的「心」不單指「心臟」這個器官，還包括主觀分析、思考、記憶、睡眠等腦部及自律神經的功能。現代人生活緊張，每天操心煩惱的事情多，就是「用心過度」的原因，讓「心」疲累不安、思緒不定，導致睡眠品質相當的差。

健康專家建議對於輕度的失眠症狀，最好是用食療的方式進行調養，他們認爲桂圓、紅棗、蓮子都是補氣血、滋陰養心的好食物，把這些食材和糯米一同煮成粥，早上食用，或者直接沖泡成茶水，長期飲用，都可以收到很好的效果。

聰明入睡要做的事情

·合理安排工作時間　把工作當成是命根兒、把工作永遠擺在第一位的人，常常在睡前作工作總結，在床上思考第二天的工作計畫，習慣帶著工作問題入睡，這樣的人並不能算是眞正的聰明人。眞正的聰明人會讓事情在辦公室順利完成，會把工作和生活分開來。

．獲得別人的協助　一件事情的完成不僅僅靠著一個人的力量，一個人的冥思苦想肯定比不過團隊的合作和協調，眾人的力量才會讓事情更加順利和周詳。

．從容大度地面對生活　有的人會認爲計算別人獲得利益、防範別人保護自己的利益就是聰明絕頂的人。實際上這樣的鉤心鬥角、暗度陳倉才是讓自己勞累的根源。胸懷坦蕩地面對別人、面對生活，才會活得輕鬆，生活得更加愉快。

2 失眠者，你了解失眠嗎？

失眠，不是一個陌生的名詞了，相當多的白領精英時常把它掛在嘴邊談論，洗手間、公車上、公司的茶水間，凡是有白領的地方都能聽見這個詞語，它已經堂而皇之地進入了我們的生活之中。有人在抱怨，最近失眠越來越嚴重了，看看他的黑眼圈、眼袋、體重……有人在說因爲失眠遲到，客戶跑掉了、到手的錢飛走了……很多人在談論著失眠，就像在說自己熟識的朋友。

似乎失眠就像影子一樣，無法擺脫，但是誰眞正了解失眠呢？更多時間，失眠不過是充當著我們的萬能藉口，因爲這樣的藉口誰都可以試著相信並且無從考證。

你了解失眠嗎?這也關係到你究竟是不是眞正的失眠者。

每到年底，年終歲尾的工作指標壓力，讓不少上班族都患上了「年關綜合症」，表現爲情緒低落、頭昏腦脹、心情抑鬱，最突出的表現就是嚴重失眠。

失眠是指睡眠時間不足或睡眠品質降低，這在普通人群中常見。最常見的症狀爲入睡困難。在失眠人群中，有73%的患者從未看過專科醫生或用藥物治療，失眠成爲困擾很多人的精神疾病，並嚴重影響工作和生活品質。而且，80%的失眠是因爲心理原因造成的。越來越多的人睡眠出現問題，像入睡困難、早醒、多夢，或是睡眠淺、易驚醒，甚至徹夜不眠。睡眠不好，不僅影響身體健康，而且會對人們的情緒和行爲產生影響。

眞正失眠的主要症狀表現，在以下幾個方面——

一、輾轉難眠。患者說本來也很睏，也想睡覺，可躺在床上就是睡不著，翻來覆去地想一些亂七八糟的事，心靜不下來，入睡時間往往會推後1~3個小時，睡眠時間明顯減少。

二、有的失眠者在白天表現出昏昏欲睡，無精打采的樣子，白天會抓住一切時間打盹補充睡眠；在夜間卻興奮失眠，即使看電視靠在沙發上睡著，往床上一躺就又精神起來了，說什麼也睡不著。

三、許多失眠者雖然能酣然入睡，但醒後堅信自己沒睡著，缺乏睡眠的眞實感，伴有睡眠阻礙症狀，比如打鼾、呼吸暫停。

四、失眠者自感睡不踏實，一夜都是似睡非睡的，一閉眼就是夢，一有動靜就醒；有的是早醒，不管什麼時候入睡，睡眠淺容易做夢，醒後更難再入睡；還有的失眠者經常做噩夢，從恐怖驚險的夢境中驚醒，再也不敢入睡了。

五、許多失眠者雖然能夠入睡，可感到睡眠不能解乏，醒後仍有疲勞感。

對照以上情況，仔細分辨你是否屬於失眠大軍中的一員？如果回答是肯定的，建議你按照以下方法進行自我調節，爭取早日擺脫失眠。

對付失眠最有效的方法是養成良好的生活習慣：如定時就寢，理想時間段爲晚上10～12點；設法營造一個舒適的睡眠空間；睡前3小時不要進餐，晚上飲酒不要過量，睡前不喝咖啡或茶水而飲牛奶；睡前泡個澡，鑽進被窩後就控制自己不要再考慮問題。

從飲食方面去改善失眠症狀，也是人們常用的、方便簡潔的、行之有效的方法之一，在日常生活可以用到的治療失眠食譜推薦如下——

·酸棗仁粥

〔材料〕炒酸棗仁、牡蠣、龍骨、粳米（白米）。

〔做法〕以水煎煮酸棗仁、牡蠣、龍骨，過濾取汁。粳米加水煮粥，待半熟時加入藥汁，再煮至粥稠，作爲早餐食用。

〔功效〕主治心脾兩虛，多夢易醒，睡眠淺而不實。對於注意力及記憶力下降，精神倦怠，容易疲勞，以及口淡，飲食無味，面色無華，舌淡苔薄白有幫助。

・黃連阿膠燉蛋黃

〔材料〕川黃連、白芍藥、阿膠、新鮮蛋黃。

〔做法〕以砂鍋煎煮川黃連、白芍藥，取汁。將阿膠烊化成汁，加入蛋黃攪拌，再加入藥汁攪拌。放入燉盅內，隔水燉熟。每晚睡前1次，連服3天。

〔功效〕對於陰虛火旺、心腎不交，入睡困難，輾轉反側，性情急躁，心慌健忘，頭暈頭痛，腰酸耳鳴，口乾津少，舌紅苔少有輔助療效。

・白鴨冬瓜湯

〔材料〕白鴨一隻、茯苓、白朮、冬瓜、紅豆。

〔做法〕鴨去皮、內臟，放入茯苓、白朮，先煮一段時間，然後放入冬瓜、紅豆，至熟透。加入少量調料，食用鴨肉、冬瓜、紅豆，飲用湯汁。分2～3餐食用完。

〔功效〕用於治療入睡困難，早醒，難以再睡，胸悶，痰多，胃酸多，口苦，頭暈頭重，心煩不安，舌紅苔黃或黃膩。

必須認清的假性失眠

・有的人並不了解睡眠存在著個體差異，每個人需要的睡眠時間也是各不相同的。有的人沒有睡夠8小時，就經常對外宣稱自己飽受失眠之苦，但其實身體狀態良好，沒有任何失眠的症狀。這樣的人認爲自己患上失眠，只是他們的心理活動而已，屬於一種假性失眠。

・認爲自己失眠的人往往具有強烈的心理暗示，也許要不了多長時間，就會從一個健康的個體變成痛苦的失眠患者。醫生也表示，這些由於當初判斷不準確而錯誤暗示，也是產生失眠的一個重要因素。

・實際上，每個人存在睡眠的差異是正常的現象，因爲睡眠所需的時間隨著年齡的增長也會有變化，中年人不需要像青年人一樣多的睡眠，於是有些人因身體衰弱或因年老睡眠減少而產生睡眠不足的感覺，也會導致假性失眠的出現。

3 那些讓你輾轉反側的睡眠大敵

環境原因之一：光線

甲總是咳聲歎氣地抱怨自己每月電費有多麼貴，僅僅因爲他喜歡躺在床上看書的感覺，直到睡著也不知道，第二天才發現燈一直開著；乙則是從小就養成這樣的習慣，他看不見燈光就睡不著，停電的夜晚他就注定要失眠；而丙是很出名的膽小鬼，不過她愛好看驚悚片，看的時候比任何人都津津有味，但是她從不敢關燈睡覺。

其實，在燈光中入睡是非常不好的習慣，不但浪費能源，增加不必要的支出費用，更不會在燈光中享受到好的睡眠，最重要的是對身體根本沒有一點好處。

「日出而作，日落而息」不能僅僅理解爲一種約定俗成的習慣，實際上這是人體自身的生物規律，是符合人體生長的一種自然規律。如果破壞常規，過著黑白顛倒的生活，哪怕只是熬夜、開燈睡覺，對身體都是極爲不利的。

在夜間開燈睡覺，或在強烈的陽光下睡覺，會使人體產生一種「光壓力」，影響人體正常代謝功能，包括正常的體內生理化反應，甚至使心跳、脈搏、血壓異常，導致疾病發生。

人體在睡眠中自動產生的褪黑激素能夠增強人體免疫力。它在夜間11時至午夜2時之間泌最旺盛，到凌晨停止分泌。褪黑激素的分泌，可以抑制人體交感神經的興奮性，使得血壓下降，心跳速率減慢，心臟得以喘息，具有加強免疫功能、堵殺癌細胞的效果。

所以，如果人體在光線下睡覺的話，就會抑制這種褪黑激素的分泌，也就是說相應地會降低免疫力。這就是爲什麼在調查中，經常熬夜的人群最容易患上癌症疾病。

任何人工光源都會產生一種很微妙的光壓力，這種光壓力的長期存在，會使人表現得騷動不安、情緒不寧、難以成眠，以致睡眠品質不好。長久在燈光下睡覺，會進一步影響眼部網狀啓動系統，使睡眠時間縮短，睡眠深度變淺而容易驚醒。

在燈光下睡眠，也嚴重地影響著視力。特別是孩子，眼球長期暴露在燈光下睡覺，光線對眼睛的刺激會持續不斷，眼球和睫狀肌便不能得到充分地休息，極易造成視網膜的損害，影響其視力的正常發育。

黑暗讓你睡得更好

·不妨戴眼罩 在不得已的情況下，寧願戴著眼罩睡覺，能更好地避開光線，更好地安然入睡。

・睡前要把今天告一段落　很多人在上床之後，總是想起很多還沒有處理好的事情，一次又一次的起床，一次又一次的開燈；或者躺在床上看電視，直到睡著，這都不是好習慣。

・陽光也要有「隔膜」　不要認爲睡在陽光下就是在享受，應避免在陽光下睡覺，光線和燈光會讓睡眠「白費工夫」。

・裝潢色彩要柔和　雖然壁紙或者壁畫不會閃閃發光，但是如果它們的顏色太明亮，依然妨礙著睡眠的品質。

・不要胡思亂想　你是怕黑，還是怕隱藏在黑暗中的鬼？心理上的恐懼並不是燈光就能解決的，重要的是正確認識這個世界，關燈睡覺不僅安全，還很健康。

環境原因之二：溫度和濕度

爲了創造出一個理想的睡眠環境，人們可謂是費盡心思，但是很少有人注意到溫度和濕度的問題，很多人到現在仍然認爲它們是無關緊要的。也有很多人認爲，睡覺是一件平常的事情，沒有必要如此講究。經科學家研究表明，臥室保持適宜的溫度有利於促進睡眠。

室溫只有在20～25℃，人體才可能保持穩定的新陳代謝。相對的濕度在50％～60％最爲適宜。但是這個標準也是要區分季節的，比如夏季的濕度可能相對較高，就不需要做太多的改善，而且應該隨時保持室內的空氣流通，降低溫度；而在冬天就需要人爲的去改變溫度和濕度了。但是無論是哪個季節，溫度和濕度都要控制在合適的範圍，超過人體接受的範圍就可能影響到健康。例如，可噴些水或睡前把一盆水放在室內，如用電暖器時，應採用加濕器，通過熱氣蒸發以提高室內濕度。

除了改善室內的這些條件，被窩的溫度也是很重要的，因爲對於睡眠，這有著最直接的關係。科學家認爲被窩內溫度爲32～34℃的時候，是入睡最舒服的時候。如果被窩過於冰冷，又沒有任何取暖器，就只有在上床之後利用人體的溫度把被窩溫度升起來，而這時候，皮膚會受到寒冷刺激，全身血管收縮，交感神經興奮，甲狀腺激素分泌增加，從而影響入睡。一般來講，睡眠時間就是因爲這個原因被縮短；在溫度過高的情況下，人體的新陳代謝會不正常的加快，容易出汗，增加能量消耗，也會影響睡眠，在起床之後容易感到疲勞和頭暈。

被窩內除了要求恒定的溫度外，濕度也要保持一個固定的範圍。科學家認爲50％～60％的濕度，對人體最爲合適，但是人在睡眠中會有汗液蒸發，使被窩濕度超過60％，導致皮膚受到刺激，從而影響睡眠的品質。

太熱或太冷都會讓人睡不好，濕度不足也會讓你在半夜口乾舌燥而醒來，室溫保持在24℃左右最適宜睡眠，而濕度則維持在60％爲最佳。

對於老人和小孩來說，溫度與濕度表現出來的影響更爲明顯，他們的睡眠品質會因此而大打折扣，影響其健康狀況。但是要保持被窩溫度正好是32～34℃這樣理想的狀態並不容易。所以，夏天和冬天，人們更容易患上失眠症。

我們可以加以改善，例如，在冬季使用電熱毯或熱水袋；經常曬被子，臥室保持通風，並注意採光；在睡覺時不要把被子裹得太緊，留一點小縫隙讓其保持一個最舒適的被窩小氣候；睡前可在床頭放一杯水，而開暖氣或開冷氣睡覺時不妨套上襪子和手套。

睡覺暖身

·睡前暖身操　睡前如果有激烈的運動，會令你血壓上升，刺激交感神經，使人保持清醒狀態，無法入睡。但是適當地放鬆肌肉，促進血液循環，是最好的入睡方式。例如，跪在地上，把雙手放在腰部後面，一邊吸氣一邊頭部往後仰，同時慢慢地吐氣，讓整個身體盡力向前傾，直到頭碰到地面。

·中藥暖腳　紅花具有很好的提熱效果，用紅花水堅持泡腳，一個月左右雙腳就可以擁有溫暖的溫度，睡覺也不會感覺到寒冷了。

環境原因之三：噪音

工廠裏各種機器設備發出的巨大聲音，稱爲工業噪音，這是危害最大的一種噪音，影響人們日常的生活。醫生認爲，工業噪音是造成職業性耳聾的禍首。

而我們生活中到處都充滿著各種交通工具發出的噪音，交通噪音是我們最常見的一種危害性的噪音，這種流動性的噪音源，對環境的影響最爲突出。

噪音對生活的方方面面都有不同程度的影響，但是對於勞累一天的人們來說，不能安安靜靜地睡覺才是最痛苦的事情。安靜的環境是睡眠的必要條件，而雜訊等則會影響人的睡眠。

在嘈雜的環境中，難以入睡，即使睡著也屬於淺睡眠階段，根本不會得到眞正的休息，反而讓人處於一種亦眞亦幻的境地，起床之後更容易感覺到疲憊。所以，很多人即使睡得早，睡得多，但依然精神不振。

每個人對聲音的敏感程度不同，因此每個人對雜訊的耐受程度也是不一樣的，有明顯的個體差異。如有的人即使在交通繁忙的鐵路或公路旁、轟鳴不停的機器旁或機場附近仍能安然入睡；而有的人只要稍微有一點聲音或動靜就不能適應，以致難以入睡。相對而言，女性對聲音的敏感性要比男性高些。

大環境中的噪音我們無法杜絕，但是爲了讓自己睡得更安穩，應該盡力人爲地去減少影響我們睡眠的噪音。

安靜入睡，你要做到的

·**加強房間綠化**　在陽臺種植多葉類植物，並掛上悅耳的風鈴；室內擺放植物及水族箱，讓悅耳的風鈴與潺潺的流水聲抵禦噪音。

·**補充營養**　補充適量的氨基酸和維生素，特別是蛋白質和富含維生素B類的食物，可使人體增強對噪音的耐受能力。

·**排除不安寧因素**　有問題的電器的噪音，比正常工作的聲音大得多，故一旦發生故障，一定要及時排除。

·**厚重窗簾**　在臥室掛上厚重的窗簾，具有一定的隔音效果。

生理原因：時差

如果你是名「空中飛人」，一定會常常在不同的國家流連觀光，享受不同的異域風情，總帶回去稀奇古怪的小玩意，身邊的朋友都很羨慕你，經常讓你講述不同的風土人情……但是有的時候你憎恨自己的工作，因爲相對於別國風景，你僅僅記住了自己在異鄉孤枕難眠的痛苦時刻，而且沒有人能夠理解那種痛苦。

可是這就是你的工作，其實你很熱愛你的工作，只是很難忍受失眠，身體疲勞卻無法入睡，絕對是世上最難以忍受的事情。既然已經知道失眠的根本原因，就努力地去克服和適應，畢竟你愛著這工作，同時也享受著這旅程。

你身邊有這樣的「超人」嗎？他們今天在這個國家，明天又在那個國家，雖然他們拿著豐厚的薪資，但是他們的健康也的確讓人憂心。出差、旅行幾乎已經成爲現代人生活中的一部分，這就意味著時差反應也是現代生活的一個方面。

時差反應是由於橫跨無數個時區而引起的一種不同於常態的狀態。其表現是在應該睡覺的時間，在新的時區都難以入睡和熟睡，或者在工作時間感到疲勞以及消化不良、頭昏腦脹。有的人因爲時差反應影響到睡眠，變得脾氣暴躁、注意力難以集中和記憶力下降。遭遇時差反應的人最直接的影響就是睡眠，睡眠無法保障的話，工作也不能發揮最佳的工作狀態。

之所以發生時差反應是因爲機體已經設定好的生理時鐘被迫重新設定，生理時鐘具有調整機體體溫、控制白晝機體激素的釋放和設定機體睡眠——覺醒週期的作用，所以當你橫跨數個時區時，生理時鐘無法及時地同步改變，這就導致了時差反應。

時差看上去是一個小問題，但是當你眞正遭遇到了之後就會發現小問題帶來大麻煩。所以在出差之前應該做好一些措施讓時差反應減到最小，一些簡單的行爲改變可以顯著減少發生時差反應的可能性或者減輕症狀的發作程度。

對於時差反應強烈的人專家會建議他們服用褪黑激素，這種激素可以幫助我們調節體內生理時鐘；或者服用一些助眠藥，相應的起到調節時差的作用。不過，這些藥物的使用一定要在醫生的建議下使用。在出差之前，應該做好充分的準備，對於藥物也應該試吃，檢驗其效果，看看藥物所產生的副作用你是否能夠忍受。

時差原因造成的失眠，在短期內不容易得到治癒，只有讓身體適應外在的環境，形成固定的生理時鐘，才可能讓睡眠走上正軌。

研究表明，夜班工作人員比日班工作人員易於患神經官能症，而且罹患心臟病和其他疾病也要多些。這是因爲他們的睡眠時間紊亂並且不充足造成的。

人們對環境總是有一定適應能力的，這種能力在反覆鍛鍊中還能有所提高。只要按照自己的特定環境條件，把作息時間調整得符合其特定的規律，而且認眞安排足夠的睡眠時間，慢慢地就會適應這種作息週期。儘管不斷有改變，到時仍然可以安寢如常，不必顧慮。但是下夜班後，如果要承擔太多的家務勞動，或者有其他原因而無法保證足夠的睡眠，長此以往必然影響身體健康。

據調查，大約一半的輪班工作者和夜間工作者有嚴重的失眠。保證每天有效睡眠時間6～8小時，並按時進餐，才能保證身體的健康，工作才不會受到影響。

因爲，爲夜班工作人員創造一個白天睡眠的安靜環境是保證他們睡眠的第一步。雖然白天和黑夜顚倒了，還是要在睡覺之前做足準備，才能給自己一個良好的睡眠，才能得到眞正的休息。

上夜班前記得喝杯牛奶，有益護膚，延緩皮膚衰老。

下夜班後忌飲刺激性飲料。有些人喜歡在臨下班之前喝杯茶或咖啡以除去一夜的疲勞，可下班後怎樣也睡不著，這樣做的後果是導致神經衰弱而發生早衰。

餓著肚子，或口乾、口渴也不能使人入睡，所以在臨睡前適當地要吃一些食物，以清淡的蔬菜爲主，切忌進食油膩食品。

睡前記得刷牙，不論是白天還是黑夜，當人們睡著時，牙齒的細菌繁殖得最快。

上床之前一定記得用熱水泡腳，做柔和的運動讓身體得到舒展，這樣就可以輕鬆入睡，避免睡覺起床之後的疲勞。

睡前情緒應平穩，睡眠之前必須保持思想安靜、情緒平和，切忌憂慮、惱怒；任何情緒的過極變化，都會引起機能失調，導致失眠。

工作性質決定了睡眠方式，只有養成規律的作息時間，才能最大限度地防止失眠。無論在什麼崗位上工作，身體都是我們唯一的本錢。

首先讓心睡覺

・很多人認爲睡覺之前看書或者聽音樂都能促進睡眠，但是很多人並不能控制時間，往往干擾了正常睡眠。

・如果睡覺時蒙頭，身體內的二氧化碳不能被順利地呼出，需要的氧氣不能被大量地吸進來，人體便會出現氧氣不足現象，造成頭暈、胸悶不適。

・採取裸睡。穿著衣服睡，會壓迫淺表的血管，阻礙血液流通，反而感到更冷。

心理因素之一：孤獨

莎莉念書的時候就性格內向，她總是一個人獨來獨往，一直到大學畢業。沒有同學能夠理解她的行爲。進入職場依然沒有發生變化，一個人去餐廳吃飯，不參加公司聚會，不開玩笑，不談戀愛……

工作頻頻出錯，上司開始懷疑她的能力，同事猜疑她患了重要疾病。每當在深夜的時候，她總是無法控制的哭泣，失去生活的勇氣，偶爾會萌發出殺人解恨的情緒……她自己都快不認識自己了，她感到絕望，她開始失眠，僅僅由於失眠，她丟掉了她十分喜歡的工作。

人們往往認爲家庭和朋友與其健康狀況沒有什麼關係，其實缺乏良好的社會交往，健康將會受到負面影響。外國專家曾專門對此進行了調查研究，他們對大學生進行了抽查問卷，結果顯示，大多數人認爲自己時常感到孤獨，這部分人也同時也患有失眠症。他們平時很難入睡，即使睡著之後也很容易醒來，睡眠時間相對短暫。

通過連續地觀察，專家認爲這些具有孤獨感的人群比常人更容易失眠，睡眠的有效性較差；同時，女性有效睡眠時間多於男性，女性平均睡眠時間比男性長36分鐘。

這一研究證實：孤獨這種心理情緒，不僅影響到人的心情，還嚴重影響著人們的睡眠。那麼，孤獨產生的原因是什麼呢？心理學家認爲產生孤獨的原因並不是單一的，除了孤獨、突變的環境這些外在的客觀原因之外，還有個體本身存在的一些心理原因。

孤獨感是一種人人都會遭遇的情緒，不過很多人能夠很快地擺脫出來，基本能控制住自己的情緒，能正常的生活和工作。但是也有很多人長久地陷在孤獨之中無法自拔，尤其是離家在外、寄人籬下、性格內向憂鬱的人，他們更容易在深夜感懷身世，抒發離愁或者自怨自艾，久久地無法入睡，嚴重地影響著睡眠品質和身體健康。這就是爲什麼那些看起來孤獨的人，比其他人更憔悴更無精打采。

孤獨並不能算是一種心理疾病，但是也不能忽視它的存在，因爲很多嚴重的心理疾病就是因爲孤獨而引起的。

對於孤獨患者來說，失眠是家常便飯，他們害怕黑夜的來臨，因爲在黑暗之中他們更加沒有安全感，沒有依託，沒有朋友，沒有人生的快樂；在黑夜更容易想起不愉快的事情，傷心的往事，失敗的痛苦，常常在回想之中就到了天亮。而專家也指出睡眠不足還會引發孤獨症，或是會讓孤獨症的症狀更加嚴重，長期形成嚴重的心理疾病。

怎麼搞定孤獨

·**認識幾個真正的朋友**　心事、煩惱、難題都可以向朋友傾訴，而事實也證明這是排解孤獨最好的辦法，沒有什麼比心事爛在心裏更難受的事情了。

·**有自己的愛好**　一個人一定要有自己的愛好，當你不想見朋友只想一個人待著的時候，能確保自己有事可做，發呆會讓你感受到空前的孤獨。

·**養成寫日記的好習慣**　不願意對別人傾訴，那就對自己傾訴，總之，就是讓那些話全部說出來，白紙黑字才能讓你更理智和客觀地看待事情。

·**睡前保持愉快的心情**　睡前不要聽憂傷的歌，看悲傷的故事，那樣不過是讓別人的故事延續自己的傷感，在這樣的氣氛下，是不可能入睡的。睡前要想愉快的事情，保持愉快的心情。

·**找個同伴**　找個愛人或者養一隻寵物，有了陪伴的人，會分出心思去照顧別人；

有了別人的陪伴，就會有歡樂，從而減少孤獨的可能性。

心理因素之二：抑鬱

抑鬱的人主要以情緒低落爲主要特徵，表現爲悶悶不樂或悲痛欲絕。內向、固執、緊張、猜疑、情緒化嚴重、要求過高，是造成抑鬱的一些典型原因。除性格的原因，還有遺傳、環境、生理的原因。

家庭的變故（親人去世、婚姻破裂、父母離異）、工作不順利、退休、欠債、長期患病等，都會產生壓力，這些客觀事實都可能誘發抑鬱。

抑鬱症屬於常見的心理障礙，主要表現就是情緒低落。它屬於心理障礙的範疇，但卻不單純表現爲心理問題。因爲除了心靈痛苦外，患者還能感到各種各樣的軀體上的痛苦，甚至在有些時候軀體痛感更爲明顯，而讓人們忽略了抑鬱情緒的隱匿性抑鬱症。

從各項調查中可以看出，女性抑鬱症患者超過男性患者，幾乎是男性的兩倍。全世界的女性中，大約8個人中就有1個女性在一生的某個階段會遭受抑鬱症困擾。

抑鬱和孤獨一樣，影響著人們的睡眠，患有抑鬱的人不僅失眠而且多數會伴隨頭痛的症狀。具體表現出：入睡困難，不能熟睡，頻頻從夢中驚醒，自感整夜都在做夢，早醒、醒後無法再入睡，天亮後自感疲乏特別想睡覺。

睡眠缺少的人在白天的工作和生活中更不能得心應手，注意力不集中，記憶力減退，反應遲緩，易產生幻覺，好妄想，情緒低落，這樣又加重了抑鬱，會產生更嚴重的自責、悲觀厭世、絕望，嚴重時會企圖自殺，甚至會有自殺行爲。

走出抑鬱

·**堅強地面對人生**　事實上很多人都會經歷不幸，但是有些多人挺過去了，有些人卻抑鬱而終，所以培養樂觀的人生態度才是最重要的。

·**給自己正確的定位**　人生總是永無止境的，所以要求我們活到老、學到老，沒有人可以一步登天，對於人生和自己的失望也是抑鬱的誘發原因。

·**積極參與社會活動**　除了專心致志地工作，保持一定的社會責任感外，參與到社會活動中去，也是預防抑鬱的好辦法。

·**做自己喜歡的事**　在可以選擇的情況下，選擇做自己喜歡的事情，是保持心情愉快和熱情的重要前提。

·**接受現狀**　熱愛自己的工作和家庭，可能它並不是你開始所追求，所喜歡的，但無法改變的時候，就只有接受，換個心情和角度去看待也許並沒有想像中那麼糟糕。

心理因素之三：狂躁

很多人認為狂躁是一種無法言語的狀態，可能僅僅是因為一首歌、一句話就能達到爆發的頂點。醫生認為狂躁的主要表現為顯著而持久的情感低落，抑鬱悲觀，行為緩慢，生活被動、疏懶，不想做事，不願和周圍人接觸交往。主要症狀表現在有睡眠障礙、食欲減退、體重下降、性欲減退、便秘，嚴重者會出現人格扭曲、現實瓦解及強迫症狀。

輕度躁狂發作時表現為十分愉悅、活躍和積極，而且會對社會生活做出一些承諾。但轉變為抑鬱時，不再樂觀自信，而成為痛苦的「失敗者」，呈現出嚴重狂躁症狀。這樣的情緒基本會持續長達數月，情緒極為不穩定。基本上常見的狂躁症狀都以輕度抑鬱的狀態出現，持續表現為心情低落。

珊妮是典型的內向女生，但是她總有那麼幾天處於非正常狀態，沒有來由的不理人，要麼就是莫名其妙的發脾氣，傷心的哭泣，感到絕望，嚴重失眠……珊妮意識到自己的狂躁表現只是一種適當的發洩而已，她還專門請教專家種幫助減輕狂躁的好方法。

．蘿蔔排骨湯：

〔材料〕排骨，白蘿蔔適量，薑、醋、鹽、白胡椒少許。

〔做法〕排骨用沸水稍燙，取出洗淨；煲中放入適量水，放入排骨、薑和少許醋，水開後轉小火，煲至湯濃稠；白蘿蔔事先去皮切塊，將白蘿蔔加入湯中，轉大火，煮沸後轉小火，煲至蘿蔔軟，加鹽和白胡椒調味即可。

・**激烈運動**　長跑或者球類運動有助於發洩不良情緒。在激烈運動之後，洗澡睡覺是最舒服的事情，身體能夠得到更好的放鬆，睡眠也特別安穩。雖然這樣的做法專家並不認同，但是如果真的對狂躁有效的話，也不妨一試。

・**冥想與靜坐**　用來減輕狂躁的方式有很多，但是有的方法並不適合每次使用，長期使用同樣的方法也就失去了它的效果。冥想與靜坐的方式適合那些極度狂躁，卻又找不到方式發洩的人群。

你所不知道的狂躁症

・**公路狂躁症**　對於汽車的超速、緩慢，甚至汽車的牌子都有著莫名其妙的抗拒和煩躁，在公路上大家充滿著火藥味的你追我趕就是交通事故的誘發原因。

・**離婚狂躁症**　生活過於安逸而產生求新求變的狂躁心理，會不停的猜疑和假想，讓自己和對方都處於煩躁之中，也有可能讓家庭隨之破碎。

精神疾病之一：神經衰弱

神經衰弱、精神分裂、焦慮症都可以看成精神疾病。患有精神疾病的人群，基本都無法安然地入睡，但是看上去他們的精神狀態並不委靡。而實際上，精神病患者一旦缺乏睡眠，會加重他們本身的病情，使病情無法得到預期的治癒。

值得注意的是，神經衰弱已經不是心理情緒的一個表現了，而是屬於精神疾病。當心理衝突不能解決，煩惱反應不能消失，持續時間很長，而且產生了疾病意識，對病的焦急、恐懼、煩惱本身也成了使煩惱反應持續加重的原因，這種恐懼、焦慮情緒就更加嚴重，甚至產生悲觀消極情緒，痛苦萬分，這就進一步加重了神經系統的負擔，使本來已經衰弱的神經更加衰弱。

神經衰弱是指由於某些長期存在的精神因素引起腦功能活動過度緊張，從而產生了精神活動能力的減弱。目前大多數學者認爲持續的緊張心情和長期的內心矛盾，是造成神經衰弱的主因。

神經衰弱的具體表現：腦力易疲乏、易興奮、易激惹；注意力不集中、伴隨頭痛；多爲入睡困難、早醒、或醒後不易再入睡，多噩夢。神經衰弱的人群是失眠症的多數人群，專家認爲神經衰弱實際上是人體自我保護本能所發出的一種信號，本質是因爲大腦太累了，壓力太大，需要休息調整，但由於失眠和精神緊張的惡性循環及軀體疾病，使大腦的神經調節功能發生紊亂，反而不能很好的睡眠和休息，使心理壓力不能得到有效的釋放，神經功能不能得到很好的恢復，導致人體一系列的不適感。

因此，能否睡得好，能否恢復大腦神經系統正常生理功能，是治療神經衰弱的關鍵所在。下面介紹兩種最簡捷的方法——

·食物治療的方法　臨睡前吃一個蘋果，或在床頭櫃上放上一個剝開皮或切開的柑橘，讓失眠者聞其芳香氣味，可以鎮靜中樞神經，幫助入睡。洋蔥適量搗爛，裝入瓶內蓋好，臨睡前放在枕邊聞其氣味，一般在片刻之後便可入睡。

·自我按摩的方法　上床後，仰臥閉目，左掌掩左耳，右掌掩右耳，用指頭彈擊後腦勺，使之聽到呼呼的響聲。彈擊的次數到自覺微累爲止。停止彈擊後，頭慢慢靠近睡枕，雙手自然安放於身體兩側，便會很快入睡了。

精神疾病之二：精神分裂

記得小時候總是和同學一起，故意惹怒大街上的「瘋子」，然後看他氣急敗壞地朝著人群扔石頭，或者破口大罵……小時候都認爲瘋子好玩，他們穿著破爛的衣服，嘴裏總是念念有詞，隨時都是憤怒的樣子，似乎不睡覺……根本沒有人能夠理解他們的內心痛苦。

精神分裂症主要表現爲狂躁不安、偏執、抑鬱、焦慮、幻聽幻覺、敏感多疑、強迫急躁、思維紊亂、胡言亂語、亂摔東西、衝動傷人、不能控制自己等。病時患者可能出現一種毫無根據的想法，總是懷疑有人要加害於他，或者堅信配偶有外遇，認爲別人在議論他，指責他，威脅他，或者有一些虛幻的知覺，如看見奇怪的影像，聞到不愉快的氣味，嘗到食物中有特殊的氣味等，以致最終悲觀絕望而自殺。

失眠現象是精神分裂症病人非常普遍的睡眠情況，病人往往入睡困難，腦子裏浮現出不少古怪的想法，以至難以入眠。他們很容易半夜驚醒，然後又接著胡思亂想。不過一旦睡著後，就會一覺睡到紅日高照，甚至到第二天中午才醒，使睡眠變得極不規律。

對於患有精神分裂疾病的人來講，忌居室不安靜，喧鬧、嘈雜的居住環境只會使患者病情加重；忌看驚險、兇殺、悲劇性的小說，畫報，連環畫，電視，電影，等等，以免增加患者的刺激；煙酒均具有刺激性，精神分裂症患者應把它們列爲禁忌；爲患者提供溫馨、舒適、安靜的環境，使患者心情舒暢，改善睡眠，也是治癒疾病的一個環節。

精神分裂更需精緻睡眠

·舒適的環境　除了醫院特有的住院部，可以把患者帶到郊外或者鄉下去療養。對於患有精神分裂的病人來講，一定要保持環境的安靜；喧囂嘈雜的環境會引起他們的神經緊張，會讓病情更加嚴重。

・營養和食療雙管齊下　最適合精神分裂患者食用的就是天麻燉雞，具有平肝息風，養血安神的作用。

〔材料〕母雞、天麻、水發香菇、雞湯、調料適量。

〔做法〕將天麻洗淨切片，放入碗中，上籠蒸，雞去骨切成小塊，用油汆一下；蔥、薑用油煸出味，加入雞湯和調料，倒入雞塊，用火燜，然後加入天麻片，再燜，最後勾芡淋上雞油即可。

精神疾病之三：焦慮症

焦慮症又稱焦慮性神經症，是以慢性焦慮症和急性焦慮症爲主要臨床表現，常伴有頭暈、胸悶、心悸、呼吸困難、口乾、尿頻、尿急、出汗、震顫等現象。

焦慮症並不等同於正常的焦慮情緒，焦慮症的發生是沒有緣由的，它是沒有明確對象和內容的焦急、緊張、恐懼；它表示的是將來狀態，患者認爲的威脅都來自未來，病人自己說不出究竟存在何種威脅或危險。它持續時間很長。焦慮症除了呈現持續性或發作性驚恐狀態外，同時伴有多種軀體症狀。

自身的恐懼，加以誇張的想像，把事情擴大化、嚴重化，長久下去，就會發展成可怕的焦慮症。所以我們面對壓力的時候，一定先要想辦法排解，而不是爲自己設立無數多的假想，折磨自己的神經。

患有焦慮症時常會表現出焦慮、恐慌和緊張情緒，總是認爲將有不好的事情發生，常坐臥不安，缺乏安全感，整天提心吊膽，心煩意亂，甚至口齒不清，對外界事物失去興趣；對外界刺激易出現驚恐反應，對於別人的行爲、言語都產生驚恐或排斥。

焦慮症病人有的對聲音敏感，有的對燈光敏感，一般入睡困難，頻頻從噩夢中驚醒，自感整夜都在做噩夢，睡過之後精力沒有恢復；面色蒼白或潮紅、易出汗、四肢發麻、肌肉跳動、眩暈、心悸、胸部有緊壓感或窒息感、食欲不振、口乾、腹部發脹並有灼熱感、便秘或腹瀉、尿頻、月經失調、性欲缺乏等。

不要讓焦慮影響了你的睡眠

・緩解焦慮的食物要常吃蓮子、藕、紅棗、桂圓等，有養心安神的作用；各種酸味水果富含維生素C，是治療體虛乏力的良藥，可以緩解消極情緒；香蕉、甜瓜、鳳梨中含有特殊的氨基酸，這種氨基酸被稱爲「快樂激素」，能幫助機體克服精神憂鬱，緩解緊張情緒。

・舒緩的音樂幫助你安然入睡：鋼琴奏鳴曲或者小提琴奏鳴曲，較爲柔和的歌曲，像是輕音樂等，可以調節自己的腦部神經，緩解焦慮的情緒，也可以增強睡意，讓自己安心地入睡。

不良生活習慣之一：吸煙

美國一項最新研究顯示，吸煙會對人們的睡眠品質造成較大影響。與不吸煙者相比，吸煙者不僅常常感到煩躁不安，而且深度睡眠時間更少。

據媒體報導，美國約翰斯·霍普金斯大學醫學院的研究人員，對吸煙者和非吸煙者的睡眠進行了比較研究。借助監測裝置，研究人員對這兩組人在睡眠時的大腦活動進行了記錄。結果發現，吸煙者要比非吸煙者在睡眠時大腦更加活躍，這說明吸煙者的睡眠品質不佳，難以熟睡。

一些抽煙較多的人，根本很難入睡，甚至會在睡了一會兒後又醒來去抽根煙，然後就再也睡不著了。專家認爲，這是因爲尼古丁對大腦造成了某種影響所致，導致吸煙者睡眠品質低下，因爲尼古丁甚至比咖啡因更具刺激性。

吸煙者很難有深度睡眠，所以專家認爲，假設吸煙者改變其吸煙習慣，則會戲劇性地改善其睡眠。研究表明，一天吸兩包煙者若戒煙，則其輾轉難眠的時間會減少一半。

對於大部分人來講，吸煙更多時候只是一種習慣，他們認爲只有靠香煙來排解焦慮、無助、悲傷，也有人認爲香煙能夠帶給他們無限的藝術靈感，是他們創作的源泉。想讓一個人戒煙，無疑比登天還難，但是在健康面前，你願意選擇什麼呢？

無煙睡眠

·找到另一種愛好來代替香煙 雖然這是無比艱難的事情，但是世界上比香煙更具魅力的東西還是存在的，書籍、電影都可以給人更多的創作靈感。

·成熟、理智地處理事情 要知道面對煩惱的時候，默默地抽煙並不能解決問題，你需要做的是，收拾好心情，重新出發。

不良生活習慣之二：過量飲酒

不論你是喜歡喝白酒、果酒、黃酒、米酒、高粱酒，還是葡萄酒，萬變不離其宗的一點是，它們都含有酒精。酒精會對中樞神經系統產生興奮作用，在這種情況下無論如何也睡不著，即使是小劑量的酒精也足以使人失眠。如晚餐飲酒過量易導致難以入眠，睡眠時間內飲酒則導致睡不好，因爲大腦裏一直充滿著熱鬧的場面，很難進入深睡期，或者會頻繁地起床上廁所，睡眠被分割得支離破碎。

「酒是助眠藥」這種說法是不正確的。有許多失眠者最初常有入睡困難，試圖借助酒精幫助入睡，起初的確能達到改善入睡的目的。但隨著時間的推移，酒精對睡眠的誘導作用逐漸減弱，如果突然停止飲酒，可能會產生嚴重失眠、夜間頻繁覺醒，多數患者會因此對酒精產生依賴。所以對於道聽塗說，或者所謂廣爲流傳的觀念，一定要做科學的認識。

對於嚴重睡眠障礙者，應在醫生的指導下適當服用一些助眠藥物，但服藥時間應與飲酒時間嚴格分開，一般飲酒後3～4小時內原則上不宜使用催眠藥物，而且，應嚴格控制催眠藥物的使用時間，不宜長期使用，以免產生新的依賴。

酒後睡個清醒覺

·**食醋解酒**　主要是由於酒中的乙醇與食醋中的有機酸，在人體的胃腸內起醋化反應，降低乙醇濃度，從而減輕了酒精的毒性。食醋可直接服用，或食用醋與白糖浸漬過的大白菜心，還可用食醋50克，紅糖25克，生薑3片，煎水服。

·**綠豆、紅豆、黑豆解酒**　3種豆各50克，加甘草15克，煮爛，豆、湯一起服下，能提神解酒，減輕酒精中毒。

·**口服維生素C**　飲酒過量欲嘔心嘔吐者，立即口服維生素C片6～10片。維生素

C有助於清除血中的酒精。飲酒者服用維生素C片越多，酒精消失越快。飲酒前一次口服維生素C片6～10片，還可預防酒精中毒。

不良生活習慣之三：刺激性飲料

很多人會說，他們不喝酒不抽煙，而且堅持運動，過的是健康的中產階級生活。所謂中產階級生活最典型的特徵就是咖啡與茶的生活，他們認爲咖啡有提神與休閒的雙重效果，而品茶則相當於養生了。

但是他們眞的是在養生嗎？這就是健康的生活方式嗎？

咖啡含有咖啡因，還有很多我們身體並不需要的食品裏也含有咖啡因，例如可樂，碳酸飲料、糖果，等等。咖啡因可以加快心率和升高血壓，使人清醒，減少疲勞，持續作用人體幾分鐘或者長達7個小時。如果你經常喝咖啡，會給你的神經系統帶來不必要的壓力，損害你的睡眠系統。

不同的時間段人對咖啡因的反應是不同的，所以咖啡因對每個人睡眠的影響不盡相同。如果你在早晨喝一兩杯咖啡，作用持續的時間比較短，而且對睡眠系統和健康也有好處。但是，如果你在睡眠前6個小時喝咖啡，咖啡因的刺激作用會降低你的睡眠品質，會讓你難以進入深度睡眠，或者深度睡眠的時間不夠持久，也許還會在睡眠第二階段醒來幾次。

茶也屬於刺激性飲品，會讓神經處於興奮狀態，不容易入睡。再者茶具有很強的利尿作用，晚間喝茶的人總是要起床上廁所，不僅不能沉睡還睡不安穩。所以睡前6小時最好也不要喝茶。

不同品種的茶其影響效果也是不一樣的。比如高度發酵的茶，苦澀度相對低，茶湯紅色，這樣的茶，比較不會影響睡眠；而有的茶「茶性」非常強，飲用後會有點暈，或心臟跳得比較快，或有點想吐，又被稱爲「醉茶」，這些茶就會影響到睡眠。

還有其他的刺激性飲品也是一樣，雖然不同於酒精，但是它們的結果是一樣的——影響睡眠。適量、適當地飲用這些飲品都具有提神的作用，但是一旦過量飲用，就只能起反作用了。

你的睡前茶

·冰糖薄荷茶

〔做法〕將剛買來的中藥薄荷葉用冷水洗淨後放到茶杯中，加入熱水200毫升，加蓋15～20分鐘，直到藥香散出即可。爲了提升茶的口感，可以在茶涼的時候，根據個人的喜好加入冰糖、蜂蜜或者果汁。

〔功效〕薄荷可以防止痙攣、放鬆肌肉、減輕肌肉僵硬與疼痛感。而薄荷茶可以刺激食物在消化道內的運動，幫助消化，尤其適合腸胃不適或是吃了太過油膩的食物後飲用，有利於提神醒腦、緩解壓力，特別適合在電腦前工作的上班族。

·菊花人參茶

〔做法〕將人參切碎成細段，放入乾菊花，用熱水加蓋浸泡10～15分鐘左右即可。

〔功效〕人參含有皀甙及多種維生素，對人的神經系統具有很好的調節作用，可以提高人的免疫力，有效驅除疲勞；而菊花氣味芬芳、具有祛火、明目的作用，兩者合用具有提神的作用。但有高血壓的人不宜使用人參，並且人參不宜與茶葉、咖啡、蘿蔔一起服食。

·熏衣草檸檬茶

〔做法〕將乾燥的熏衣草花蕾、檸檬片一起放入茶杯中，加入沸水加蓋5～10分鐘。如果是與檸檬汁一起搭配，待熏衣草花蕾呈淡綠色溫涼後加入即可。

〔功效〕熏衣草香氣爲廣大女性所喜愛，有滋補、舒緩壓力、消除疲勞的作用；檸檬具有利尿、促進消化與血液循環，緩解頭痛的作用，其散發出淡淡的香味可使人精神振奮，兩者完美的結合就是天賜的提神佳品。但這款茶並不適合孕婦飲用。

不可忽視的睡眠障礙之一：打鼾

老張的妻子總是抱怨，十年來她都沒有睡過安穩的好覺。但實際上，睡不好覺的還有老張本人。民間總認爲說，鼾聲代表著睡眠好，其實這是一種常見的睡眠障礙，嚴重地影響了睡眠品質。與此相同的睡眠障礙還有睡間呼吸暫停和嗜睡。這些睡眠障礙一方面影響人體本身和他人的睡眠，另一方面很有可能是身體發生疾病的警號，應該及時地發現和治療。

鼾症也叫打呼嚕。當人進入深度睡眠時會全身放鬆，在這個時候如果咽、喉、鼻有堵塞時會出現打呼嚕。一般來講，打呼嚕的主要原因有如下幾點：

1．肥胖是最常見的原因。因脂肪堆積在咽喉部，造成咽腔狹窄誘發打鼾。

2．吸煙和飲酒可以使人入睡後咽喉部肌肉鬆弛，誘發或加重打鼾。

3．老年人，特別是男性，由於熟睡時咽喉部肌肉鬆弛導致堵塞引起打鼾。

4．患有肥大型扁桃腺炎、糖尿病、類風濕性關節炎、高血壓及心血管疾病症狀的人容易打呼嚕。

心理學上來說，打呼嚕是人類在睡夢中與現實世界的交談。外界的聲音對人造成影響，而睡眠中的人就用打呼嚕來回應外界的反應。人在入睡之後，身體進入休眠狀態，但身體機能並沒有停止，依然能對外界影響做出反應。

一般患有鼾症的人，並不能得到眞正的休息，他們總是時常在夢中驚醒，會產生夢囈，或是被別人叫醒，白天更容易感到疲倦。

打呼嚕很多時候並不是自身引起的，而是外界環境對睡眠中的人造成的被動的反抗性睡眠回饋資訊。久鼾成病，改善睡眠環境是治療打呼嚕的基本方法。保持一個安靜的睡眠環境，才是治療打呼嚕的關鍵。

不要開著電視或者聽著音樂入眠，15分貝以上的噪音都會影響睡眠；睡前儘量不要飲酒，不要喝濃茶、咖啡，也不要服用助眠藥物；採取側臥位睡覺。

假如你是打呼嚕的人

- 打呼嚕者必須立即戒煙，這樣才能更好地保持鼻咽部的通暢，才能減輕鼾聲。
- 打呼嚕者還應預防感冒，並及時治療鼻腔阻塞性疾病。
- 枕頭不要過高，被子不能蓋得太厚。
- 養成定期鍛鍊的習慣，減輕體重，增強肺功能。
- 睡前不宜和別人大聲交談。

睡眠障礙之二：睡間呼吸暫停

睡眠時會出現的呼吸暫停，是由於某些原因而致上呼吸道相關部位阻塞，伴有缺氧、鼾聲、白天嗜睡等症狀的一種較複雜的疾病。醫生認爲一般在7小時睡眠中，反覆發生呼吸暫停和低通氣30次以上，或平均每小時睡眠中的呼吸暫停和低通氣次數之和大於或等於5次，即可診斷爲睡眠呼吸暫停。

睡間呼吸暫停具體表現爲呼吸暫停、口鼻氣流停止，但胸腹式呼吸仍存在。呼吸暫停產生窒息感及伴隨身體運動可突然驚醒，出現幾次呼吸後再次入睡。期間鼾聲響亮，睡眠時頻繁翻身或肢體運動，可踢傷同床者；有時突然坐起，口中念念有詞，突然又落枕而睡。夜間有可能出現心絞痛、心律失常，睡眠遺尿，夜尿增多的症狀。

睡眠品質較差，白天會感覺疲倦、頭痛、嗜睡、遲鈍，以及記憶力、注意力、判斷力和警覺力下降。重者會誘發抑鬱、焦慮、易激怒、口乾、性欲減退、血壓上升，以及老年癡呆。

引起睡眠呼吸暫停的因素有很多種，如體重增加、高齡、飲酒、吸煙、鼻咽部解剖狹窄、神經肌肉功能減退、遺傳性家族性鼾症等。所以說，只要有以上特徵的特定人群才容易發生睡眠呼吸暫停現象。我們可以參照這些特徵來觀察家人或者自己本身，是不是會出現睡眠呼吸暫停，有利於早預防和治療。

雖然睡眠呼吸暫停並不是什麼大病，但是它帶來的後果非常嚴重。已經有此種症狀的人群，欲預防其發生，應該從生活上去調節，做改善。

睡眠呼吸暫停患者須知

·**健康的生活習慣**　戒煙、酒，避免呼吸系統受到刺激，以致發炎腫大，阻塞呼吸道；體重過重的人應進行減肥，避免脂肪在喉部積聚。

·**正確的睡姿**　避免仰睡，多側睡，減少舌頭後縮、阻塞呼吸道的情況，讓喉部肌肉保持在最好的狀態。

·**謹慎服用安眠藥或鎮靜劑**　這些藥物可能會幫助你的睡眠，但是也有可能會令喉部肌肉進一步鬆弛，令阻塞情況更嚴重，窒息問題會加重，因藥物作用未能叫醒，容易造成意外。

·**手術治療**　經醫生檢查爲嚴重睡眠呼吸暫停的患者，必須經過正規的手術，才能得到完全的治癒。

睡眠障礙之三：嗜睡

有的人既不是夜生活的擁護者，也不是加班的工作狂，但是他們白天總是無法控制地想睡覺，白天睡意過多——這種症狀是嗜睡症最爲明顯的症狀。

嗜睡最初症狀表現通常是白天有很嚴重的睡意。由於有很多原因都能引起白天睡意過多這種症狀，所以通常需要好幾年才能確診病人的確患有這種疾病。嗜睡的人總是抓住一切的機會睡覺，帶著一副永遠都睡不夠的樣子，出現在各個場合。但即使這樣，他們看上去仍然委靡不振，白天他們的睡意過多，就會影響晚上的睡眠；也有部分人說他們晚上一樣睡得很好，但實際上，睡眠的品質遠遠達不到健康的指標。

嗜睡具體表現出來的症狀是不同的——

·**猝倒**　這種症狀並不十分常見，輕微症狀表現爲說話含糊不清、口吃、眼皮下垂或手指無力拿不住東西；嚴重的猝倒會引起膝蓋彎折，使人虛脫，這種症狀可以持續幾秒鐘或幾分鐘，在此過程中人是清醒沒有喪失意識的狀態。引起猝倒的典型性原因有大笑、興奮或生氣。

·**睡眠癱瘓**　這種症狀和猝倒類似，當人入睡或要醒來時暫時不能運動，一般會持續幾分鐘。

‧**催眠性幻覺**　是指精神、夢境般的影像，通常很恐怖，常見於入睡時或發生睡眠癱瘓前。

嗜睡的人比常人更容易感到疲勞，這些人在工作、學習和社交關係上都表現不佳。白天過度的睡意會使人喪失應有的能力，記憶力下降，胡說或胡寫，放錯東西或撞上東西，嚴重的是他們在這些階段中不能控制自己的行爲，而且事後記不清發生的事，因此大大地降低了工作效率。到了晚上，又繼續的失眠，很多人都認爲他們白天嗜睡就是因爲夜晚失眠的原因。

堅決杜絕嗜睡症狀

‧**白天提神**　茶和咖啡並不總是影響睡眠，白天適當地飲用，可以起到提神的效果，減少睡意。

‧**午睡時間要適當**　爲了解除疲勞，午間小睡是科學的做法，但是一定要控制好時間，睡的時間不可過長，以免影響到夜間睡眠。

‧**正確看待嗜睡症，取得他人的理解，積極配合治療**。如果你有嗜睡現象而且症狀不能用藥物來控制，則儘量不駕車、不抽煙，以避免受傷。

身體疾病之一：糖尿病

我們都有這樣的體會，即使是輕微的頭痛也會讓我們的睡眠變得不再輕鬆，在睡眠中也可能還會感受到疼痛，哪怕只是手指上的傷口。而且，它們之間並不只是存在著單一的阻礙作用，睡眠不足同樣會反作用於這些病症，加重病情。

研究表明，最阻礙睡眠的疾病是糖尿病、高血壓和心臟病。這些疾病阻礙睡眠，使得身體機制得不到真正的休息。與此同時，由於睡眠缺乏，會讓病情更加嚴重。對於這三類疾病，除了配合藥物治療外，醫生建議食療是最安全、最健康、最見效果的方法，但是要求能夠長期堅持，才能穩定病情，促進睡眠，幫助治療。

糖尿病者的白細胞對細菌的吞噬殺滅作用降低，易反覆出現毛囊炎、癬症等感染性皮膚病。患者皮膚會伴隨瘙癢，難以入睡，從而影響睡眠。而且糖尿病患者容易口乾口渴，夜間尤甚，時常起床喝水或者上廁所，以致影響睡眠。

身體疾病之二：高血壓

睡眠缺氧會引起交感神經持續興奮，導致血液中縮血管物質急遽增加，損傷血管內皮細胞，致血壓及心跳突然升高、加快。一般人在深夜血壓應降到最低水準，而睡眠缺氧的病人夜裏血壓不降低反而增高，長期持續會導致心腦血管意外，急性心肌梗死，動脈硬化，猝死等。因睡眠缺氧、睡眠呼吸暫停綜合症導致的高血壓占高血壓人群的30％～50％。

身體疾病之三：心臟病

國外專家研究表明，長時間工作與睡眠不足的人得心臟病的機率爲一般人的兩倍以上；每週工作60小時者，得心臟病的機率是每週工作40小時的兩倍；而每天睡眠不足5小時者，得心臟病的機率也比睡5個小時以上者高兩倍。

睡眠不足使心臟病的發生機率增大，而心臟病也會引起睡眠差，比如心衰患者呼吸困難，甚至會導致睡眠呼吸暫停，從而影響睡眠；此外房顫和心悸也會影響睡眠。心臟病患者比其他人更容易患有睡眠障礙症狀，嚴重影響著本身的睡眠品質。

第四章

不覓仙方覓睡方

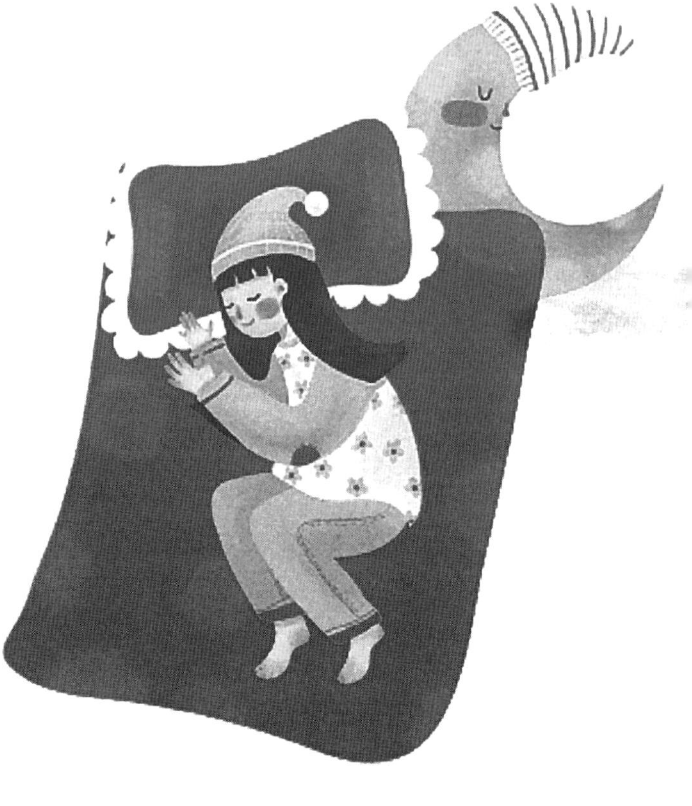

不覓仙方覓睡方

1 食物療法

「媽媽是營養師，我們家的膳食都是媽媽設計和安排好的。爸爸容易失眠，媽媽就給他熬湯煮粥，通過食補來幫助其調整。每天晚上，媽媽都會給我們煮一杯熱牛奶，喝了才能睡覺。普通食物的助眠功效，我也是通過媽媽才了解到的，食物是失眠者最健康的補藥……」

我國傳統醫藥學中一直有「醫食同源，藥膳同功」的理論。食物爲人體提供生長發育和健康生存所需的各種營養素。在我們的身體梳理和調理過程中，食物是最健康和簡便的選材。同樣，對於改善睡眠，食物也是起著舉足輕重的作用。

睡眠障礙的形成也與飲食、方式和習慣有重大關係。一般說來，豐盛油膩的晚餐會延長消化的時間，從而導致夜裏睡不好。所以晚餐應當清淡量少，吃到七分飽就可以了，而進餐時間最好距離入睡時間3個小時以上。晚上過勞者可以在睡前喝杯溫牛奶，並伴以低蛋白質的點心，避免半夜太餓餓醒來。

究竟哪些食物能更好幫助睡眠呢？眾所皆知，牛奶是幫助睡眠的王牌食物。其實，我們生活中還有很多食物，都有助眠的功效，如核桃、大棗、葵花子、蜂蜜、醋和全麥麵包等等。搭配好此類食物，提升你的營養睡眠。

助眠食物大放送

·**牛奶**：大家都知道牛奶的助眠作用，因爲牛奶中的色氨酸可抑制大腦興奮和幫助人們產生疲倦感覺，儘快入睡。所以，千萬不要忽視一杯小小牛奶的力量哦！

·**醋**：工作一天後，如果感到疲憊，可倒一匙食醋在杯中，溫開水兌服。醋中含有多種氨基酸和有機酸，可明顯消除疲勞，幫助睡眠。

·**蜂蜜**：蜂蜜有補中益氣、安五臟、合百藥的功效，每天一杯蜂蜜水有助於睡眠品質的提高。

·**核桃**：核桃幫助睡眠的作用鮮有人知。臨床研究證明，核桃可改善睡眠品質，治療神經衰弱、失眠、健忘、多夢等症狀。核桃芝麻糊改善睡覺的效果異常明顯。

·**大棗**：大棗補脾、安神。晚飯後用大棗煮湯喝，對氣血虛弱引起的多夢、失眠、精神恍惚有顯著療效，能加快入睡時間。

・葵花子：葵花子富含蛋白質、糖類、多種維生素、多種氨基酸，以及不飽和脂肪酸等，可調節新陳代謝，促進消化液分泌，有利於消食化滯，具有很好的安眠功效。

・蓮子：蓮子補心益脾、養血安神。研究證實，蓮子中含有的蓮子鹼、芳香甙等成分有鎮靜作用，食用後可促進胰腺分泌胰島素，增加色胺酸的供給量。睡前服用糖水煮蓮子會有良好的助眠作用，因爲糖水在體內可轉化爲大量血清素，此物質進入大腦，可抑制大腦皮層活動，易於入睡。

・藕：藕清熱、養血、除煩，有安神入睡的作用。取鮮藕片小火煨爛後加適量蜂蜜食用，可治療失眠。

・萵筍：萵筍中乳白色的漿液，具有安神鎮靜作用。神經衰弱失眠者可睡前將萵筍帶皮切片煮熟喝湯，具有助眠功效。

・小米：小米中的色氨酸有和胃、安眠等作用。晚上禁食火鍋、鮮辣的美食，吃點清淡的小米粥可幫助儘快入睡。

睡前「吃」的細節

睡前吃的食物也需要注意。如喝含咖啡因的飲料或食物會刺激神經系統，振奮精神，加快心跳和呼吸，使血壓升高。且咖啡因有利尿作用，晚間頻繁上廁所也不利於睡眠。大量飲酒也許可幫助快速入睡，但酒精的作用會使人一直處於淺睡期，造成多夢、打鼾的後果。因此，咖啡一天不宜超過兩杯，且避免在下午四點後飲用；而睡前2小時內最好不要飲酒。臨睡前吃蘋果有助於睡眠，或把新鮮蘋果、橘子、柳丁放在枕邊或臥室裏，利用其香味幫助促進睡眠。

日常飲食中，多進食水果、蔬菜和穀類物質。容易失眠的人晚上不能抽煙；神經衰弱的人晚餐應吃單一味道的食物，不要幾種味道混著吃。晚餐的選食要健康、清淡，食物的冷熱要均勻。保持適合睡眠的良好飲食習慣，更有助於睡眠。

催眠小食

・**洋蔥醋**：取洋蔥100克切片，浸泡在醋中，製成洋蔥醋，1星期後取出。將蘋果榨汁，與洋蔥醋和牛奶調和後飲用，可起促眠作用。

・**紅棗百合粥**：將小米、蓮子、紅棗、百合入鍋煮粥，做晚餐食用，可起催眠作用。

・**玄地烏雞湯**：將烏骨雞洗淨，放入玄參、生地於烏雞腹中，加水文火燉熟，加調味食用。此湯補血滋陰、補腎平肝，適用於更年期腎虛，頭暈目眩，氣陰不足等原因導致的睡眠不好。

甘麥蓮棗湯：將甘草、淮小麥、麥冬三味藥先煎汁取渣，用藥汁煮蓮子、大棗，服用。此湯清心安神，養陰潤燥，適用於治療更年期不眠症。

改善睡眠，可通過以上食物療法進行調理，同時，也應該養成良好的生活習慣，規律生活，無壓生活，適量運動等才能標本兼治，眞正每天好覺好夢。

睡前NO NO NO！

1．不要在床上吃東西。有此習慣的人將零食、水果、茶點都通通趕下床吧！

2．晚餐不能太飽太油膩。可考慮搭配低脂富含蛋白質的魚、雞肉和瘦肉等食物。

3．晚餐不要吃辣椒、大蒜和洋蔥等辛辣食物。因爲這些食物會導致消化不良，影響睡眠品質。

4．晚上不要吃脹氣食物。洋蔥、玉米、香蕉、豆類、大白菜等食物在消化的過程中會產生大量的氣體，從而使人產生腹脹的感覺。

5．晚上不要喝茶、咖啡。咖啡等會刺激神經系統，使呼吸及心跳加快、血壓上升，減少褪黑激素的分泌（褪黑激素是一種腦部松果體分泌的荷爾蒙，有催眠作用）。

6．晚上不要飲酒。最新研究證明，酒後的睡眠幾乎一直停留在淺睡期，常常出現睡眠障礙。

7．晚餐後不要立即睡覺。至少晚餐後4小時後再睡覺。

2 瑜伽療法

對於壓力很大的都市女性來說，失眠的困擾幾乎是老生常談了。小胡是證券公司的職員，自從「金融海嘯」從美國刮到中國，公司的工作氣氛陡然嚴峻起來，使本身就睡眠不好的她更加難以入睡。請教瑜伽教練後，調整了運動的時間。一週後，感覺效果明顯。瑜伽是健康地改善睡眠品質、治療失眠症的最佳方法。至今她依然還堅持練習……

生活壓力重重，但我們不得不迎難而上。在面對的同時，我們需要強大的勇氣，十足的信心和健康的身體，而健康的身體最重要的就是要擁有優質的睡眠。擁有優質的睡眠，瑜伽療法又是最健康和清新的方式之一。瑜伽注重身心平衡，精神愉悅，心智澹泊和寧靜，可瞬間清心解壓，有助於達到睡眠酣甜的境界。

瑜伽是一種輔助運動，強調呼吸和冥想的運動，對神經系統（特別是腦部）會產生良好的放鬆效果，同時瑜伽的體位會增加血液對腦部睡眠中心的供血量，幫助睡眠進入正常狀態。此外，瑜伽還可排除體內毒素，使身體循環順暢，身心更為放鬆。

從身體的機能來說，睡眠跟肌肉、精力有很大的關係，這也就是為什麼小胡可以通過練習瑜伽改善睡眠品質的最直接原因——

・肌肉（包括四肢、軀幹及內臟器官的肌肉）無法放鬆會導致睡眠不好，甚至失眠。因肌肉處於緊張狀態，機體的交感神經就會興奮，大腦和神經系統無法鎮靜下來，導致難以輕鬆入睡，從而影響睡眠品質。

・精力不集中也是睡眠不好的直接原因。即使躺在床上，大腦沒有放鬆，不在安靜舒適的環境中，就無法使大腦中的「噪音」或活動安靜下來，當然也難以進入良好的睡眠狀態。

瑜伽練習中對姿勢、呼吸和注意力的修煉可以使大腦平靜，身體安撫下來，副交感神經系統興奮，起到鎮靜作用。

瑜伽體位中，有一些能專門釋放肌肉張力的練習，使瑜伽練習過程更加輕鬆、容易和不費力，從而提高睡眠的品質。

練習瑜伽，首先需要掌握瑜伽的練習步驟和具體的動作，在練習之前需要先做肌肉拉伸等熱身運動和深呼吸數次。以下每個動作至少練習5分鐘以上，初學者可適當自行調整練習時間。

・冥想式

〔助眠功效〕放鬆大腦皮層，進入安靜的內心世界。

〔動作詳解〕

1・深吸一口氣。呼氣時先發出「O」的聲音，然後合上嘴唇，發出「M」的聲音，直到這口氣徹底呼出，然後再吸氣重複。反覆進行。

2・發出的聲音要足以讓自己的耳朵聽到，注意力集中在語音上，體會它在大腦中的回音。

・犁式

〔助眠功效〕使體內的血液暫時回流，清理血液中沉積的雜質，促進全身的血液循環，保護脊柱神經系統，減輕背痛和腰痛，改善新陳代謝，緩解頭痛。

〔動作詳解〕

1・仰臥，雙腿向前伸直，雙足併攏，手臂放於身體兩側。

2・吸氣，手掌輕輕向地板用力，抬起雙腿離開地面。

3・呼氣，雙腿繼續上抬，到達在頭部的上方後，臀部和下背部離開地面。放低雙足，直到足尖觸地。保持自然的呼吸。

．倒立式

〔助眠功效〕改進血紅蛋白含量，補充大腦和腹部器官的活力，促進新鮮血液循環，改善面部皮膚，同時按摩甲狀腺和甲狀旁腺，維護腎上腺的正常，以及增進身體的控制力。

〔動作詳解〕

1．起步同犁式，或在犁式基礎上直接進行。

2．將雙腿向上伸直，背部離開地面，以肩部著地；保持自然呼吸。

瑜伽調理睡眠的注意事項

1．嚴重失眠者，可單獨安排時間去指定的場所進行練習。

2．選擇環境清靜、空氣清新的瑜伽館。

3．在睡覺前練習半小時的睡眠瑜伽，但注意，睡前不可做太劇烈的動作。

4．練習瑜伽前，緩慢呼吸，調整坐姿，進行15分鐘的冥想。

5．練習瑜伽前，可做一些向前彎的準備動作，這有助於肌肉放鬆。

6．練習時做比較平靜的呼吸，喉式呼吸也是可以促進睡眠的。

7．練習瑜伽時，切忌吃太飽，不要帶著滿肚子食物和滿腹心事練習。

8・練習後可用熱水泡腳，促進血液循環。

3 草藥療法

小時候，我的身體就很虛，每到端午節，媽媽都會給我用草藥熬的水洗澡，避免生瘡害病，被蚊蟲叮咬。因此，一直以來，我對草藥有種異常的情感。我睡眠不太好，貼心的男朋友送我他自己DIY的草藥枕頭，讓我感動不已。草藥枕雖然對我失眠症的改善效果不明顯，但卻促使我開始自己DIY草藥茶湯喝，這樣內服外用了一段時間後，精神明顯要好很多，現在睡眠依然很淺，但卻少了很多個徹夜不眠的夜晚……

草藥在我們的日常生活中並不陌生，它兼備原生態和健康，使用得當，不但無毒無副作用，且可調理身體。那麼，具有幫助睡眠功效的草藥還有哪些呢？本篇著重介紹最具助眠效果的15種草藥和其使用療法。被失眠困擾的人們，可依照個人失眠類型，量身取用適配的草藥療法。

草藥多用於中醫的診療，但到底哪些失眠症狀可應用以下草藥？從中醫角度來看，失眠者可針對不同的類型選用不同的草藥療法。失眠可分爲四種類型——

第一種：肝鬱化火型

〔症狀表現〕失眠、性情急躁易怒、不思飲食、口渴喜飲、目赤口苦、小便黃赤、大便秘結、舌質紅、苔黃、脈弦而數。

〔適配草藥〕茯苓、柏子仁、合歡皮等。

第二種：陰虛火旺型

〔症狀表現〕心煩不寐、心悸不安、頭暈、耳鳴、健忘、腰酸夢遺、身心煩熱、口乾津少、舌質紅、脈滑數。

〔適配草藥〕茯苓、柏子仁、苦參等。

第三種：痰熱內熱型

〔症狀表現〕失眠頭重、痰多胸悶、厭食噯氣、反酸噁心、心煩、口苦、目眩、苔膩而黃，脈滑數。

〔適配草藥〕遠志、合歡皮、絞股藍等。

第四種：心脾兩虛型

〔症狀表現〕多夢易醒、心悸健忘、頭暈目眩、肢倦神疲、飲食無味、面色少華、舌質淡、苔薄、脈細弱。

〔適配草藥〕茯苓、首烏藤等。

4 花草療法

花草可調節人的精神情緒。花草以它的馥郁香味流溢於空氣之中，給人以喜悅、愉快和安定的感覺。在花的香味中含有一種能淨化空氣又能殺菌滅毒的物質——芳香油，而各種不同的花朵又能產生各種不同性質的芳香油。芳香油通過感官調和血脈，調暢情志，自然就調節了人的各種生理機能。

花草療法就是利用天然香花的顏色、氣味、形態，通過間接的方法來改善睡眠。它是主要通過欣賞花草緩解壓力，繼而起到提高睡眠品質、愉悅身心的一種治療方法。

巧用花草，享健康睡眠

在客廳裏噴灑薄荷和檸檬香味，能醒腦提神，可使人舒適愜意，思路清晰，消除睡意；在臥室存放熏衣草和天竺花，能鎮靜安神，使人很快進入夢鄉；浴室裏噴灑菊花、檀香味，能消除疲勞，使人輕鬆愉快；辦公室內放置茉莉花，可振奮精神，消除沉悶，使人心情舒暢，提高工作效率。

花草療法爲什麼能幫助改善睡眠呢？

· **栽培花草：健康運動**　栽培花草是一種運動或體力勞動。栽培花草時，需要翻土、刨地、播種。等到花草出土，就要澆水、施肥、剪枝。這些都是運動，有利於鍛鍊身體，舒筋活血，更有利於健康和睡眠。

· **種花賞花：緩解壓力**　在庭院內外種花、養花，可以美化環境、淨化空氣；花草的色彩繽紛、千姿百態，能使人們賞心悅目、消除緊張、緩解疲勞、調節神經、安定心神而促進睡眠。

· **花草香氣：愉悅清心**　花草的香氣四溢，使人愉快、高興、陶醉，充滿活力、希望，放鬆、舒暢和清醒。氣味通過嗅覺神經傳遞到大腦，就能產生——「沁人心脾，開竅醒腦」之效，並使全身氣血流暢，心神氣爽。

· **花草營養：鎮靜催眠**　用花草作為菜肴，其色豔味美，有很好的防病治病作用。其中菊花、枸杞、牡丹、向日葵、茉莉花等均有鎮靜催眠作用。

花草不同，作用也大不相同。薄荷花、菊花、茉莉花對思慮型失眠有效；蘭花、水仙花、百合花、蓮花對多夢、煩躁、易怒型失眠效果不錯；牡丹花、桃花、梅花、鬱金香、黃花、桂花、迎春花則針對伴有抑鬱的失眠。此外，以下花草也可幫助睡眠，取用時用開水沖泡就能自製香味四溢的花草茶。

能幫助睡眠的花草

·天竺花：能鎮靜安神，促進睡眠，可治療失眠和神經衰弱。

·白楊樹花：能解除精神壓力等。

·丁香花：其香氣對牙痛的病人有安靜、止痛的作用。

·**紫羅蘭（玫瑰花）**：香味使人爽朗、愉快、舒暢，提神醒目，消除疲勞。

·百合：清心安神。用於陰虧或熱病後期虛煩失眠等症。

·頡草：頡草對建立深睡眠習慣很有效。

·洋甘菊：能舒緩皮膚過敏，改善肌膚質素，舒緩精神壓力，改善睡眠問題。

·熏衣草：香味清淡，具有緩和、安定神經的功效，對控制神經性心跳則大顯神通，是緩和壓力的最佳單品。如果睡眠品質不是很好，還推薦使用熏衣草枕頭。

5 熱水浴療法

熱水浴是最常見的一種沐浴方法，可以在浴盆裏洗，也可以在蓮蓬頭下淋浴。如果家裏有浴缸，入睡前可以在浴盆中泡上半小時左右，閉上眼睛，靜靜地躺在水裏。如果買一些松香放在布袋裏泡在水中，效果會更好。

熱水浴是「消毒的溫床」。用熱水沐浴可以清除皮膚上的污垢，使汗腺保持通暢，提高皮膚的代謝功能和抗病能力。清潔後的皮膚表面呈酸性反應，能抑制細菌的生長。有研究表明，洗熱水浴可清除皮膚上數千萬甚至上億個微生物。

物理治療專家認爲，人泡在熱水中，可以使周圍血管擴張，全身大部分血液便會流入這些擴張的血管中，腦部和內臟器官中的血液也會相對減少，大腦就會感到疲倦，表現爲呵欠連連、睏倦，因而有利於睡眠。

最重要的是，熱水浴具有鎭靜作用，對於睡眠欠佳或經常失眠的人，臨睡前洗個澡可以提高你身體的溫度，此後，體溫慢慢下降，可以幫你帶來更深度的睡眠，提高睡眠品質。熱水浴還能促進代謝，消除疲勞，經常洗熱水浴可提高神經系統的興奮性，促進血液循環，改善組織和器官的營養狀態。同時還可降低肌肉張力，解除肌肉痙攣，使肌肉放鬆，以消除疲勞。

血液中的乳酸含量是疲勞的標誌，人體在勞動或運動後，血液中的乳酸含量增加，人就會產生疲勞感。洗熱水浴可以加快新陳代謝，提高機體分解乳酸的速度。

洗熱水浴可助睡眠，但有一些禁忌與注意——

・要注意水溫

《千金要方》說，沐浴「不得大熱，亦不得大冷，皆生百病。」沐浴時水溫高低要根據各人的體質情況而定，一般熱水浴的水溫宜控制在38～42℃。如水溫過高，會使體內熱量不易散發而導致大汗淋漓，汗出過多易傷津氣，倘若沐浴後又遭寒風侵襲，極易致病；如水溫過涼，使身體突遭寒冷刺激，也是致病的根源。

・**要控制時間**　沐浴時間不宜過長，在浴室內停留時間太長會使體力消耗過大，供氧不足，從而誘發心絞痛或使血壓升高。對患有冠心病、高血壓或腦血管硬化者更應注意，盆浴時間不要太長，最好採用淋浴，以免引起腦血管意外或心肌梗死。

・**太餓太飽時都不宜洗熱水浴**　人在饑餓時，體內熱量減少，血糖降低，而沐浴本身要消耗許多熱量，所消耗的熱量主要靠血中葡萄糖氧化補充。因此，饑餓時沐浴容易發生因血糖過低所致的頭昏眼花，甚至暈厥昏倒，俗稱「暈溏」。反之，飯後飽腹沐浴，全身體表血管被熱水刺激而擴張，胃腸等內臟血液就會被動員而分布到身體表層，胃腸等消化器官供血不足，容易造成消化不良。

・**最好睡前洗個熱水澡**　人在入睡時體溫低，而白天體溫是最高的。根據這個理論，人在睡覺前兩三個小時洗個熱水澡可以幫助睡眠，因爲洗澡能將體溫升高，等到了你的睡覺時間，你的體溫也就降了下來。

運動後不宜立即洗熱水澡

運動後身體尚未恢復正常狀態，不宜立即洗熱水澡。據運動醫學專家的研究表明，人在運動時，流向肌肉的血液增多，心率加快。當運動停止後，血液的流動和心率雖有所緩解，但仍會持續一段較長的時間，如果這時立即去洗澡，則又會增加血液向皮膚及肌肉內的流量。這樣就使得所剩的血液不足以供應其他重要器官，如心臟及大腦，因而會誘發心臟病。

這就是爲什麼有的人在運動後應即去洗熱水澡，爾後常常會感到頭昏眼花，全身無力等不適症狀。特別是老年人和身體肥胖者，運動後就更不能立即去洗熱水澡了。

6 泡腳療法

泡腳的好處頗多，有百益而無一害。現代人久坐少動的比較多，所以容易導致足部循環不良。腳底是人的各個器官的反射區，經常用熱水泡腳，刺激足部穴位，通過這些反射區充分刺激人體的各個器官，可以使體溫升高，促進末梢血管的血流更加順暢，加快血液循環，增強血脈運行，降低局部肌張力，不僅能消解煩惱，改善睡眠，還能使毒素隨著汗液排出，調整身體。

「寒從腳下生」，由於人的雙腳遠離心臟，血液供應較少，加上腳上的皮下脂肪薄，保暖性差。氣溫降低，很多人喜歡睡前用熱水泡腳，但泡腳不僅僅是冬天的事情，古語說：「春天洗腳，升陽固脫；夏天洗腳，暑濕可祛；秋天洗腳，肺潤腸濡；冬天洗腳，丹田溫灼。」所以泡腳是老少咸宜，不分季節，每天都可以進行的健康行爲。

人體健康與腳密切關聯。古書《瑣碎錄》記載：「足是人之底，一夜一次洗。」現在就開始做好泡腳前的準備工作吧！

・準備一個大且深的盆或者桶，水位能浸到小腿一半。
・泡腳水不能太熱，40℃左右爲宜。水溫太高，容易破壞足部皮膚表面的皮脂膜，使角質層乾燥甚至皸裂。
・將雙腳舒服地平放於桶底，腳才不至於抽筋。
・泡腳15～30分鐘就好。有高血壓、氣喘、心臟病者，浸泡時間宜縮短爲15分鐘，若無不適，再增加浸泡時間。
・浸泡過程中，若水涼可加熱水1～2次。
・浸泡時，一定要把腳的每個部位仔細搓洗乾淨。
・浸泡前後喝一杯水，以利於新陳代謝及體液的補充。

・飯後半小時不宜泡腳。飯後，人體內大部分血液都流向消化道，如果飯後立即用熱水泡腳，本該流向消化系統的血液轉而流向下肢，長期下去會影響消化吸收而導致營養缺乏。

・扭傷紅腫期間，若有傷口，不可浸泡，以免刺激傷口發炎。

泡腳中的催眠——按摩腳心

將一隻腳的腳心放在另一隻腳的大腳趾上，做來回摩擦的動作，直到腳心發熱，再換另一隻腳。這樣交替進行，可幫助睡眠，還能起到保健作用。因爲腳掌上密佈了許多血管、通往全身的穴位和無數與大腦相連的神經末梢。

但按摩腳心時，手法一定要正確。用右手按摩左腳心，左手按摩右腳心，交替按摩，直到局部發紅發熱爲止；動作要緩和、連貫，輕重要合適；速度要適中，剛開始速度要慢，時間要短，等適應後再逐漸加快按摩速度。在按摩腳心的同時，還要多動一動腳趾。

足是人之根，足部有重要的治療價値的反射區就有75個之多。醋可以加速人體的血液循環，提高血紅蛋白的攜帶氧的能力，改善身體各部位因爲疲勞而導致的缺氧狀態，增強各系統的新陳代謝，有利於身體中二氧化碳和廢氣的排出，從而使人體得到放鬆，消除疲勞。每天用醋泡腳半小時，可以協調交感和副交感神經的興奮程度，調節、疏理、鬆弛緊張的神經，調和經絡氣血，通達平衡陰陽，堅持數日，就可大大改變睡眠品質，治癒失眠、多夢、早醒等睡眠障礙。

除了用醋浸泡外，還可在熱水中加入鹽、檸檬和米酒等食材或其他草藥等，除了幫助睡眠，還可起到其他健體功效。

- 泡腳時加入2大勺鹽，除了幫助睡眠，還可消炎殺菌、通大便。
- 泡腳時加入幾塊打扁的老薑生薑，除了幫助睡眠，還可散寒、除濕。
- 泡腳時加入兩片檸檬，除了幫助睡眠，還可順氣提神，預防感冒。
- 泡腳時加入一瓶米酒，或用其他酒類，除了幫助睡眠，還可促進血液循環。

泡腳需要注意的問題

- 中藥泡腳最好用木盆或搪瓷盆。不要用銅盆等金屬盆，因爲此類爲金屬材質，容易與中藥中的鞣酸發生反應，生成鞣酸鐵等有害物質，使藥物的療效大打折扣。
- 浸泡後若流汗，應擦乾汗水，休息一下，再外出。因爲此時毛細孔大開，若吹到風，容易感冒。
- 心腦血管疾病患者、老年人應格外注意，如有胸悶、頭暈感覺，則不宜泡腳。

・糖尿病患者對水溫的高低也應特別留意，因爲這類患者容易併發周圍神經病變，使末梢神經不能正常感知外界溫度，即使水溫很高，他們也感知不到，故極易被燙傷。

・小孩尚處於發育階段，皮下脂肪較少，血管壁較薄，常用過熱的水泡腳，會使足底韌帶因受熱而變形、鬆弛，不利於足弓發育，長期下去容易誘發扁平足。時間也不宜過長，20分鐘就好。

7 音樂療法

羅曼．羅蘭說：「音樂不是一種單純的消遣，它或是對於心靈的一種理智上的裨益，或是鎮定靈魂的一種撫慰。」

音樂也是「天然」的療法，音樂療法可使有睡眠障礙的人得到心靈的緩釋。不良生活方式、社會及職業壓力和環境污染等問題引發的「亞健康狀態」屢見不鮮。此現象最直接表現爲疲勞、睡眠障礙等。這些不良身心症狀都能通過音樂消除心理障礙，改善身心狀態，調節情緒，提高睡眠品質。

人類具有豐富的情緒和情感，除了喜、怒、憂、思、悲、恐、驚外，還有平靜、輕鬆、愉悅、喜歡、愛慕、崇拜、嫉妒、敵意、孤獨、空虛、渴望、依戀等情緒，並因外界情況的變化存在極其微妙、細膩和複雜的情緒變化。不同的情緒狀態可使人產生不同的身心狀態。在適宜的良性情緒的影響下，機體神經——內分泌——免疫系統和心血管、消化系統等功能可保持良好狀態，有益於健康。長期的負性情緒如抑鬱和焦慮，會使人產生疲勞無力，工作和學習效率低下，對生活和工作失去興趣，嚴重者引發睡眠障礙、疼痛、消化功能失調等症狀，甚至導致心理或軀體疾病。

音樂可以準確而細緻入微地描述人類情緒活動的微妙變化，能夠直接、迅速、靈敏地作用於人的情緒活動。這是因爲當人類感知音樂的變化時，會不由自主的、直接產生相應的情緒反應。經研究，催眠音樂聲波中所隱含的正面積極的潛意識指令，將自動地幫助美化心靈，進入睡眠狀態。因此，選擇睡眠音樂尤其關鍵。好的音樂可以幫助睡眠，而壞的音樂則會破壞睡眠狀態。

莫札特甜美的音樂能使人獲得平靜和愉悅的情緒體驗；迷幻神祕樂隊Amethystium的音樂貼近自然，比較容易讓人回歸。佛教音樂、輕音樂等等都可以放鬆神經，舒緩心情，幫助睡眠。

現代醫學和傳統醫學等多學科的理論和方法，創造出不同類型、多元化的音樂治療方法。同時，各國傳統音樂與傳統醫學相結合，也形成各具特色的音樂治療方法。

其中，體驗音樂治療是通過聽覺和觸覺（感受振動）接收及傳導的方式，使人體感知音樂以達到治療身心的目的。臨床研究證實，體驗音樂療法可明顯改善亞健康狀態者的疲勞、睡眠障礙、疼痛和消化道症狀。

體驗音樂治療的生物學效應表現爲橫紋肌肌肉放鬆、胃腸蠕動增加、體溫升高、血壓下降、脈搏減緩、血流加快、微循環明顯改善、身體熱輻射趨於平衡等；心理效應主要是調整情緒，可使人平靜、放鬆、愉悅和誘導睡眠。

不妨用輕緩的音樂來代替床頭的鬧鐘。選擇讓音樂叫醒我們的耳朵，可以很快養成按時醒來的習慣，白天會精神飽滿，同時還能防止因爲睡眠中斷而引起的恐懼心理。當然音樂你可以選擇快樂的、甜蜜的、懷舊的……

8 香薰療法

香薰能調節生理機能，舒緩精神壓力；使人心靈舒暢，心曠神怡，激發人體潛在生命力；提神醒腦，增強記憶力；安撫煩躁，舒解壓力、失眠、頭痛，令心情愉快。

實驗證明，經常聞花香，能對情緒和健康產生一定的影響。這是因爲花所散發出的香味是由數十種揮發性化合物組成，含有芳香族的酯類、醇類、醛類、酮類等物質。這些物質能使大腦得到充分的氧氣，調節人的神經系統，促進血液循環，讓精力、思維和機體活力達到極高水準，讓人充滿能量。故香薰療法可以沉澱心靈，讓身心達到平和、寧靜，從而幫助睡眠。

香薰助眠的常用三法

一、按摩法　香薰精油要經過基底油稀釋調和後才能使用，經過按摩很快就能滲入體內並被皮膚吸收。精油的使用量以「滴」計算，但各品牌的使用量有所不同。

二、沐浴法　精油可用於泡澡或泡腳，但未經稀釋的精油，有時會對某些材料的浴盆有損害。浸泡前先將精油攪勻，水溫不能過熱，否則精油會很快蒸發，全身放鬆浸泡大約20分鐘。

三、吸嗅法　5～10滴精油放入熏香陶燈，再加水後薰蒸，比較簡便的做法是也可以滴在面紙上吸嗅。

香薰植物是植物的靈魂，它萃取自植物的花、葉、根、籽、皮、果、莖等部位。各種植物所能萃取出的精油量，根據植物的不同而有所差異，例如，玫瑰花苞只含有極少可被萃取的部分，通常約100朵玫瑰花才能萃取出一滴玫瑰精油，可見其珍貴。

常見的能幫助睡眠的植物花朵和樹脂香熏產品有如下幾種——

・**黑胡椒**：從黑胡椒的果實中提煉，能舒緩焦慮，鬆弛神經。使用時需要注意，敏感皮膚不宜使用。

・**肉桂**：從葉子中提煉，有抗菌、舒緩腸道感染、治療風濕痛、收緊肌膚、除濕的功效；還能刺激性欲，舒緩疲勞、安撫沮喪。使用時需要注意，孕婦不宜使用。

・**茴香**：從種子中提煉，有減輕體重、催乳、助消化治療便秘、預防過敏的功效，還能溫暖、喚起內部活力。使用時需要注意，孕婦不宜使用。

・**薑**：從根部提煉。能驅寒、助消化、散淤、去濕，還能增加活力和自信。使用時需要注意，孕婦不宜使用。

・**茉莉**：從花中提煉。能治療痛經、喉炎、肌肉痙攣、性無能，適合乾性皮膚、有治療敏感皮膚以及濕疹的功效。能使你變得更性感、浪漫和自信。

・**檸檬**：從果皮中提煉。能幫助集中注意力，清醒大腦。有抗菌、治療傷風感冒和胃脹氣、減肥的功效，適合油性皮膚，有緊膚，使指甲堅硬的功效。使用時需要注意，不要儲存於太陽下。

・**橘**：從果皮中提煉。是消化系統的補品，能幫助減肥，淡化妊娠紋、疤痕；還能提振精神、安撫焦慮。使用時需要注意，不要儲存於太陽下。

・**薄荷**：從葉子中提煉。能治療消化不良、感冒、頭痛以及暈船，適合油性皮膚，能治療粉刺、蚊叮和淤傷，還能幫助集中注意力、增強記憶力。使用時需要注意，孕婦不宜使用。

・**玫瑰**：從花中提煉。能治療經痛、怕冷、失眠和咳嗽，能給皮膚補充水分，消炎，適合乾性和敏感皮膚；能緩解憤怒情緒，刺激性欲。

・**茶樹**：從葉子中提煉。抗菌、治頭蝨和呼吸道疾病，防蚊蟲叮咬，還有淨化功能。

香熏安眠，亦有禁忌

・經常進行香薰療法可使嗅覺更靈敏，改善膚質和睡眠。但一種精油使用2～3週後，最好換一換，以保持肌膚對精油的敏感度，另外，三種精油的搭配方法比單一精油的效果好得多。此外，在使用的同時，還需要注意以下使用禁忌——

・孕婦、高血壓、癲癇或其他疾病患者在使用前要先諮詢醫生。

・不可內服，也避免在眼睛四周使用。

・純精油（100%精油）最好不要直接塗抹在皮膚上，以免刺激皮膚或引起過敏現象，一定要稀釋後再使用。

・不適合低血壓患者。

・保存在陰涼處，並儘量在開封六個月內用完，尤其是檸檬精油，因揮發快，最好在三個月內用完。

・因熱空氣往上升，使用時請將熏香台放置較低處。

・注意通風。因爲晚上臥室門窗通常是關閉的，香薰的香味揮發物濃度太高，長時間吸入過濃的香味不利於身心健康。

9 運動療法

體育鍛鍊對失眠有好處，可以作爲失眠患者的輔助治療。運動療法，是指利用器械、徒手或自身力量，通過某些運動方式，使人們利用全身或局部運動功能，恢復感覺功能，促進睡眠的訓練方法。

運動療法主要採用「運動」這一機械性的物理因數對患者進行治療，著重進行軀幹、四肢的運動，感覺、平衡等功能的訓練，包括關節功能訓練、肌力訓練、有氧訓練、平衡訓練、易化訓練、移乘訓練、步行訓練。

科學家做過一個實驗，讓兩組人在早上慢跑，其中一組人空腹跑，另一組人吃了早餐再跑，結果空腹運動的人多燃燒了40％的熱量。但是，消耗更多熱量並不直接等於減輕更多體重。因爲如果你運動後過量飲食又會把那點熱量補充回去了。

運動前吃點小甜點，例如一根香蕉（150～200千卡即可），反而會讓你的運動減肥更有效果。它會讓你的運動耐力增強16%，運動時間也因此而延長。

經常運動能加速心率，促進血液循環，改善睡眠品質。清晨早起後，放鬆身體，信步慢行。同時可以選擇輕柔舒緩的活動項目，如練功、做操、慢跑、打拳或郊遊，既有助於活動關節，舒展肢體，此外還可提高睡眠品質。

你的運動科學嗎？

·早晨戶外活動時，要選擇避風向陽、溫暖安靜、空氣新鮮的曠野、公園或草坪。切忌頂風跑步，更不宜脫衣露體鍛鍊。

·當感到太熱出汗時，可適當減小運動強度，放慢運動速度或小憩片刻，自然落汗，不可忙著脫衣服，以免寒氣侵襲使機體致病。

·運動要適度，循序漸進，量力而行，舒適爲宜，不宜過於激烈或持久，因爲超負荷運動會引起人體的疲勞反應，適得其反。實踐證明，激烈運動容易誘發心肺疾病。

·老人晨練以後不要睡回籠覺。

·運動和郊遊時一定要注意安全，以防外傷和交通事故。

·椎動脈供血不足者在運動過程中，儘量避免突然轉頭，以防腦血管突然收縮。

・患有呼吸系統疾病和心血管疾病的運動者，不宜在喧鬧的活動場地長時間地進行運動。

10 娛樂療法

形形色色的娛樂療法正在受到人們的青睞。娛樂療法通過各種娛樂活動（如聽音樂、學歌唱、看電影、看電視、看戲劇表演、跳舞、遊戲、下棋、逛街等），可使肌肉放鬆，有益於抒發健康的情感，消除神經緊張，幫助驅散愁悶，減輕壓力，有助於獲得良好睡眠。以下類型的娛樂療法可因人而異，根據興趣，各取所需。

・**開心療法**　開懷大笑能驅散憂鬱情緒。每次大笑時，胸腹肌、心臟、肺、肝臟都能得到放鬆，還能從呼吸系統把外界侵入的物質排除出去，調節神經，消除疲乏，愉悅身心，加速血液循環，從而幫助獲得良好睡眠。

・**音樂舞蹈療法**　音體療法對調節心身，幫助睡眠有極佳的作用。每天堅持高歌一曲，跳一兩個小時舞，能有效的防治神經衰弱、高血壓，以及肥胖和睡眠不足等不健康症狀。

・**琴、棋、書、畫、詩療法**　琴、棋、書、畫、詩可以陶冶情操，令人心曠神怡，是最優美的情緒轉移療養方式。可幫助抒發感情，心情舒暢，使腦細胞利用率高，人體的肺臟得到運動和鍛鍊，有益於身心健康和營造良好的睡眠狀態。

·大自然療法 賞花、垂釣、靜坐、觀察小動物、旅遊和大聲呼喊等大自然療法都能使人的神經慢慢地鬆弛下來，克服急躁情緒，消除心理紊亂，愉悅心情。對哮喘、肺氣腫、高血壓、失眠等有很好的治療作用。

11 睡前散步法

睡眠的前提是全身的放鬆，是精神上、心理上、身體上全面的放鬆。要做到全身的放鬆需要有一些準備活動，精神上放鬆如聽一段輕音樂，哼一首自己喜歡的曲子，看一段喜劇等等，都可以；心理上的放鬆則是放棄一些對自己心理上有壓力的考慮和想法，而代之以平常心；身體上的放鬆可以做些運動量相對較小的運動，如睡前散步；此外，在晚餐後或入睡前到街上小跑、遛狗、打拳、跳舞等都是不錯的選擇。

平心靜氣地散步10～20分鐘，會使血液循環加快至體表，身體會更健康。躺下後不看書報，不考慮問題，使大腦的活動減少，能較快地進入睡眠。

睡前不適合進行打籃球和踢足球等激烈的運動，因爲這樣反而會使大腦興奮起來，不利於安睡。當然，年輕人也可以游泳、打乒乓球、打羽毛球、打撞球等，但是也得遵循力所能及的原則，不要過度，否則可能激發大腦的興奮，反而睡不好了。

睡前散步之後，由於肌肉少量運動，血流通暢，而且腦內血流因爲流向肌肉而相對減少些，這樣較易於入睡。同時在散步的過程中，精神也放鬆了，許多心理壓力少了，就更能幫助睡眠。

試著比平時早睡15分鐘，堅持一個星期後，總結一下你的身體感受，早晨起床是否還是不情不願？如果答案是肯定的，再提早15分鐘上床。循序漸進，直到你找出最適合自己的睡眠時間。

12 香精油按摩

精油最安全的使用方法是，必須稀釋後再用，因爲純的植物精油濃度太高，直接接觸皮膚，容易造成皮膚過敏。「基底油」則是用來稀釋純植物精油的原料。

並不是每一種精油都可以當作基底油。基底油必須是不會揮發且未經過化學提煉的植物油，例如：甜杏仁油、精純橄欖油、蓖麻油、荷荷芭油、小麥胚芽油等，而一般的食用油通常經過化學提煉，已經失去精油的特殊養分，不適合當作稀釋用的基底油。

精油要經過基礎油稀釋調和後才能使用，經過按摩的手法（指壓、淋巴引流等），植物精油很快就能被皮膚吸收滲入體內。

失眠首選精油配方

·薰衣草或馬郁蘭1～2滴滴於枕頭上，或按摩於穴位處。

·薰衣草4滴，香橙3滴，以薰爐法放在臥室內就寢，即可治療失眠。

·薰衣草4滴，香橙3滴，乳香2滴，加入浴缸中泡澡20分鐘。

·薰衣草1滴，薄荷1滴，加入5毫升基底油中，按摩太陽穴和額頭。也可以用該配方薰燈法將香氣吸入。

·檸檬加甜橙若干滴，點薰燈，泡澡或稀釋後按摩頭部。

按摩最好的時機就是在剛洗完澡時，趁著身體微濕時效果最好。按摩時，力度可視需要而有不同，較快較重的按摩如搓揉、拍擊，可提振精神；而輕柔的撫觸、按壓，則可消除疲勞或幫助睡眠。

·擦湧泉穴（足底心）：臨睡前用熱水洗足心10分鐘，然後用手掌側面小魚際肌緊貼足底，左手擦右側足底，右手擦左側足底，使足底心發熱為佳。

·按揉印堂穴（兩眉頭之中間點）：用中指螺紋面緊貼在印堂穴，做順時針方向的按揉100次。

・按揉太陽穴（眉梢線與眼角線往外延伸的交點）：食指螺紋面按在兩側太陽穴上，按順時針方向輕輕按揉100次。

・按揉前額：手掌面根部緊貼前額皮膚，輕輕晃動手腕關節做順時針方向按揉100次，以局部皮膚有溫熱感爲佳。

・梳理頭部：用手指從前額到後腦方向，做梳頭動作，單方向梳理20次。

香精油按摩的注意事項

1．在按摩時，加入自己喜歡的香味可使心情更愉快，而且更能提高效果。雖然各種精油本身就具有各種療效，但在剛開始接受香薰療法時，無論如何不需要太在意它的療效，而應先考慮自己喜歡的香味。此外，你還需要注意：

2．精油最好不要內服。

3．使用精油會有慣性問題，長期使用一種配方精油效果就不明顯，因此配方需要更換或交替使用。

4．柑橘類精油只能晚上使用，剛使用完不要上網，因爲電腦螢光幕光線強。

5.．精油必須稀釋後才能按摩使用，只有茶樹及熏衣草可直接使用在臉上及身上。

6．精油必須儲存於深色玻璃瓶內，放置陰涼處避免陽光照射，以延長精油壽命。
7．一般精油壽命爲1～3年內，柑橘類爲3～6個月內。
8．稀釋精油時，請使用玻璃罐，勿用塑膠製品，以免腐蝕及產生化學變化。
9．懷孕最好避免使用精油，嬰兒使用精油請遵照說明或不要使用。
10．體質敏感者，請在使用前進行敏感測試。

13 自我催眠術

催眠術作爲一種獨特的心理治療技術，的確能使一些心理病症手到病除，使焦慮、憂鬱的情緒轉瞬即逝。催眠不是睡眠，而是催眠師運用心理學手段，在受術者頭腦中喚起的一種特殊意境，這種意境能使人的心理對生理的控制力量發揮到最高水準。具體點說，催眠術可以使人失去痛覺，從而接受無痛手術；可以減輕心理壓力，消除心身疲憊，矯正不良習慣，幫助睡眠等等。

自我催眠法是通過自我暗示把意念集中指向某一目的的方法。用於自我催眠的方法種類很多，如印度的「瑜伽修行法」、佛教的「坐禪觀法」、西歐的「漸進鬆弛法」、我國的「內養氣功法」等等，這些都是通過自我暗示，達到催眠效果。

你可以躺在床上，全身放鬆，調整呼吸，用鼻吸氣，用嘴呼氣。想像從鼻子吸入的氣進入丹田，下沉於雙下肢在體內循環一周從頭上百會穴慢慢湧出，在身體周圍形成一個很大的氣圈，這個氣圈就像是在水裏扔了一塊石頭似的，一圈比一圈大，一圈比一圈大……你就這樣想著，就能夠很快睡著了。

五分鐘自我催眠法

自我催眠術的程式大體如下，具體的自我催眠指令可依催眠目的靈活擬定：

・去掉或鬆開緊束身體的東西（如髮卡、領扣、腰帶、護膝、鞋帶等），以最舒服的姿勢（以不妨礙呼吸和各部位肌肉放鬆爲前提）躺好或坐好。

・微閉雙眼，很自然地做幾次深呼吸，呼吸時體驗胸部和心臟的輕鬆、舒適。每次深呼吸後要體驗一會兒，感到輕鬆、舒適後再做。

・按照順序放鬆兩腳、雙腿、臀部、胸部、雙手、雙臂、雙肩、頸部、頭部和面部肌肉。放鬆某部位肌肉時，先把注意力集中到該部位，默念該部位肌肉「放鬆、再放鬆」，然後體驗一會兒該部位放鬆、舒適的感覺。待體驗到這種感覺後，接著放鬆下一部位的肌肉。

・輸入自我催眠和清醒指令——

「周身肌肉已經放鬆，非常舒適，身體輕輕下沉，下沉……」（體驗這種舒適和不想睜開眼的感覺。）

「我的眼睛越閉越舒適，不想睜開，不想睜開……（體驗眼睛舒適和不想睜開的感覺。）

「我就要睡著了，就要睡著了，會睡得很踏實、很解乏，×點×分（具體時間自己擬定）準時醒來，醒來後身體輕鬆、頭腦清晰、心情愉快……

「從一數到五，我飄然進入催眠狀態，×點×分愉快醒來，一，二，三，四，五……」

然後，請想像自己躺在一片柔軟的草地上，天上是溫暖和煦的陽光，照在身上特別溫暖。春風輕輕地吹著，像是母親的手在撫摸著自己，躺在媽媽的身邊，享受母愛的關照，人生最大的幸福莫過於此。你就這樣想著，就會漸漸進入夢鄉。

或者想像自己躺在湖面上的一隻小船裏，天空溫暖的陽光照在身上，暖洋洋的。波濤輕輕地推動著小船，就像是兒時母親晃動著的搖籃，慢慢地你就會睡著。

自我催眠注意事項——

・練習以前要排便、排尿。

・練習時一定要排除雜念才會有效，如果胡思亂想，你很難入睡。

・無論什麼時間都可以練習，但晚上就寢以前的練習最有效果，不過你一定要將練習的時間固定下來。

14 閉目養心療法

人們往往在碰到精神有壓力時，容易陷入負面心境，影響睡眠。因此，日常碰到下列幾種非常情況時，尤其要注意轉化負面心境。這些非常情況包括：

・受到突如其來的精神刺激，心理或感情受到創傷，內心矛盾而苦惱，不易平復。
・有焦慮的心情，生怕大難臨頭；或對疾病萬分憂慮，或感到前途未卜，猶如大石壓在心頭，無法放下。
・長期心情抑鬱，悶悶不樂。據統計，失眠者中20%的人有抑鬱症。
・工作、學習任務艱巨，責任重大，感到力不從心，思想負擔重，或精神緊張，無法放鬆。
・家庭、婚姻、戀愛等問題，或親人突生變故，有悲痛絕望的情緒。
・職業或工作發生不如意的重大轉變，投資和經營不順心，甚至失敗。
・人際關係複雜、矛盾而緊張，耿耿於懷，心情極差。

面對以上的非常情況，要減輕精神壓力，儘量恢復和保持「鬆、靜、穩、平」的心態，使之不影響睡眠。

讓我們閉目養神吧！

研究表明，白天有閉目養神習慣的人，晚上更容易入睡，睡眠品質也高，很少做噩夢。這說明閉目養神是解除疲勞、恢復體力、提高精力的一種休息方式。

閉目養神具體做法是：輕閉雙眼，用兩個大拇指指腹之第一節，在眼內角向外擦24次，或用兩手四指併攏，以指面在兩目上向外輕輕旋轉按摩24次，再向內旋轉按摩24次。在此過程中，需要「放鬆、入靜、順其自然」，這樣才能使全身經絡疏通和氣血流暢。

·鬆：輕鬆的心態

把工作、辦事、思考甚至緊張的心態換成放鬆、休閒、無所事事的心態。因爲一天工作早就結束了，何必把工作的擔子和心思帶回家裏，帶入晚上，甚至帶進臥室呢？如果晚上眞的要動動腦子做點工作，也應在上床睡覺前一小時就結束，千萬不能把工作、計畫、思考帶入臥室，這樣才能在睡前保持一種輕鬆的心態。

·靜：安靜的心態

把興奮、激動，甚至煩躁的心情拒之門外，或把它們化解爲安靜、平靜、嫺靜的心態。爲此，在晚飯和入夜以後，尤其在上床睡覺前一小時，就要避免同家人或朋友開展激烈的爭論，或交談那些令人「心潮翻滾」，令人特別興奮或不安的話題。同時，不做劇烈的運動，也不讓家人或周圍的吵鬧、喧嘩、煩惱的事情干擾自己的心境。

·穩：穩定的心態

要把雜亂的心情，起伏不平的思潮和情緒化解，逐漸平復爲穩定的心境。要做到這一點，就要從晚上起，遠離困擾人心的雜務和傷腦筋的事情，拋開工作和生活中各種難題，以平穩的心情進入夢鄉。

·平：平和的心態

避免大喜大怒、大憂大愁、大恐大驚。「泰山崩於前而色不變」，就是指在危難中，在不如意的事情面前，或在種種家庭危機、工作危機、前途危機挑戰下，仍然能夠保持心態的平衡，保持一種理智的、平常的心態去應對，避免焦慮和抑鬱。有了這種心態，自然容易睡得著，睡得好。

15 色彩療法

臥室顏色過於鮮豔，容易造成強烈的視覺污染，擾亂人體生理時鐘，從而影響睡眠，甚至生理功能。色彩搭配得當，可營造沉靜的睡眠氛圍，這種環境不僅能使人們煩躁的心情變得平和、安寧，而且還能鋪陳出虛無空靈的境界，使人如同飄浮在一個淺色的夢中，只想安詳地睡去。

正常情況下，白天人們的交感神經極度興奮，主管人的活動；到了晚上，就輪到主管睡眠休息的副交感神經「工作」。這時，如果緊張過度的交感神經還意識不到自己該「休息」了，大腦皮層就會持續興奮，使各個器官依舊忙忙碌碌，不得安寧，從而使睡眠無法正常進行。臥室的色彩倘若過於大紅大綠，色彩跳躍誇張或色塊雜亂、缺乏統一及協調性，很容易引起交感神經興奮，腎上腺素分泌，驅趕睡意，甚至讓睡眠成爲一件遙不可及的事情。

色彩搭配影響睡眠好壞

臥房的主色，最好選擇淡藍、淡綠或略帶其他色彩的白色。

・臥室的色彩應避免選擇刺激性較強的顏色，過暖或過冷都不好。
・臥室以暖色調為主，淡粉、淡藍等溫暖輕快的色調，會使人感覺寧靜而溫馨，精神放鬆而易於睡眠。
・照明應以柔和為主，既可以避免刺激眼球，溫暖的燈光還可以幫助你緩解一天的疲勞。
・象牙白的牆壁非常適合用於臥室，因為冷色調牆壁能給人睡眠的心理暗示。
・床首選淺咖啡色；床頭燈最好選乳白色。
・窗簾顏色也可調節心情，淺綠、淡藍等自然、清新顏色的窗簾能使人心情愉悅；容易失眠的人，可以選用紅、黑相配的窗簾，有助於儘快入眠。

16 好夢必修的睡外功課

毋庸置疑，健康睡眠對每個人而言，都是一生中最寶貴的財富。而要獲得健康的睡眠，營造舒適的臥室環境勢在必行。

營造舒適的睡眠環境——

・**空氣**：臥室空氣應保持清新，無不良氣味。綠化好的環境，空氣中含氧量高，有大量的陰離子，能最大限度地滿足人體的需要，使人頭腦清醒，心情舒暢，同時有助於降低血壓，改善肺功能，安撫大腦皮層，容易使人平靜，進而獲得安穩的睡眠。

臥室不一定大，但應保證白天陽光充足，空氣流通，以免潮濕、穢濁之氣滯留。臥室必須開窗，在睡前、醒後及午間宜開窗換氣。在睡覺時也不宜全部關閉門窗。

・**電磁場**：臥室中不宜放置電腦和電視機等，因爲這些電器都會產生強度不等的電磁場，有可能擾人安睡。研究證實，臥室內如有電磁場存在，會使人的睡眠時間縮短。這種反應在那些對電磁場過敏的人身上尤其明顯，會引起睡眠品質顯著下降。

・**床具**：床具是健康睡眠的關鍵，床褥、被褥、枕頭、床等與睡眠的品質直接相關。鏡子不可反射到床，否則會影響睡眠，可在睡覺之前用布把它蒙上。安置在床頭上方的壁櫥會產生壓迫感，容易導致頭痛和失眠。

・**窗簾**：窗簾與我們的健康和睡眠息息相關，是我們健康睡眠的「守護神」。選擇窗簾需要注意以下事項：

選擇防噪性能好的窗簾，營造舒適、安靜的環境。

選擇能調節心情的窗簾顏色。顏色對睡眠也起著關鍵的作用，正如前面講到的，適合睡眠的顏色，也是最適合我們身體健康的顏色。

窗簾的遮光性能要好。在柔和的陽光中舒服地醒來，應該沒有誰能拒絕吧？

冬季的窗簾要有保暖性。厚重溫和的窗簾能給人帶來溫暖的感覺。

臥室朝東的窗戶要選用垂直窗簾。太陽升起，東邊房間的窗戶能迅速聚集大量光線，熱能也會通過窗戶的金屬邊框迅速擴散開來。垂直窗簾具有柔和質感，能通過淡雅的色調和柔和的光線，愉悅心情。

舒適睡眠環境中的風水——

·臥室的門向

臥室的門最好不要與廁所門相對。廁所的味道對健康不利。如果臥室帶衛浴，建議床鋪要遠離浴室的門。

臥室房門不可對大門，因爲臥房是休息的地方，需要的是安靜、隱祕。

臥室房門還不可正對廚房或和廚房相鄰，廚房是生火的地方，相當燥熱，如果臥室門正對廚房門容易導致失眠。

·避免臥室沖煞

尖銳的牆角、櫃角和其他家具的尖角會產生煞氣，要特別當心不要與床鋪對沖。應避免使用有尖角的燈罩，應該用圓形的燈罩。吊燈或吊扇不可設置在床鋪的正上方，因爲會在心理上造成壓迫，從而影響睡眠。

為什麼沙發床不利於睡眠

軟性彈簧床或沙發床對人的健康是十分不利的，因爲這些床太柔軟，容易變形。人睡在上面，無論是仰臥還是側臥，都會使受壓的部位下沉，造成脊柱的彎曲或扭轉，使人體正常的脊柱曲度改變，相關的肌肉、韌帶張力過大，得不到充分的放鬆和休息，從而出現腰酸腿痛的感覺。時間久了，還會成爲一種致病因素，加快肌肉勞損和脊柱骨骼的退行性變，使病情加重或造成脊柱畸形。

床選好了，接下來該選擇適合睡眠的床墊了。每天會陪伴我們8小時的床墊，是我們生活中最親密的夥伴，其品質直接決定了舒適度。好的床墊還可以提高睡眠品質，促進睡眠健康。選床墊應考慮其軟硬度、彈性及透氣性，最重要是能夠保護腰椎，均勻地承托起整個人的體重。

選床墊首先要看其透氣功能。人在睡眠中新陳代謝產生的廢物、水蒸氣等會不斷通過皮膚排出，如果床墊不透氣，這些廢物不能及時散發，對人的健康是十分不利的。透氣性好的床墊還可以減少人在睡眠中的翻身次數，延長深度睡眠時間，提高睡眠品質。

挑選床墊注意事項

挑選床墊時注意聞一下床墊是否有異味，試躺一下，聽彈簧是否有響聲，甚至可以打開床墊查看內部結構是否有缺陷；另外就是舒適度，建議根據睡眠習慣選擇軟硬適宜的床墊，中老年人最好選擇硬度適中或稍微偏軟的，年輕人則應選擇稍硬的床墊。

科學研究表明，好的位置可幫助改善睡眠品質，擁有更優質的睡眠。床的安放和入睡時頭腳的朝向都需要有好的位置。

床在安放時，應選擇朝南北走向，儘量不要東西朝向。這是因爲東西朝向的擺床方式，會直接導致人們在睡眠時東西朝向，如此一來，便容易改變血液在人體內的分布，尤其會影響到大腦的血液分布情況，從而引起失眠或多夢，降低睡眠品質。

想要獲得優質的睡眠，人的最佳體位是頭北腳南。這是因爲地球本身具有地磁場存在，地磁場的方向是南北向（分南極和北極），磁場可以吸引鐵、鈷、鎳，人體內都含有這三種元素，尤其是血液中含有大量的鐵（在紅細胞的血紅蛋白中）。選擇頭北腳南的朝向入睡，可順應地磁力線，使磁力線平穩地穿過人體，最大限度地減少地球磁場對人體的干擾，使睡眠更加香甜。

中醫也認爲，人們睡覺時應該南北向，且頭北腳南。因爲，人體內的氣血運行方向與地球磁力線方向一致（即人體內的生物分子就會從雜亂方向的排列改成定向排列），容易使氣血暢通，代謝率降低，能量消耗減少。一覺醒來，自然覺得神清氣爽。

好的位置可以幫助睡眠，最適合安睡的臥室形狀最好是長方形或正方形。而臥室缺角或是斜邊凸角等則會影響睡眠品質。睡眠專家研究證明，缺角會阻礙空氣流動，污濁的空氣不及時排出，自然讓人輾轉反側。

選對枕頭睡好覺

研究發現，人們使用的枕頭裏含有大量的眞菌，每一克枕頭材料裏就有幾千個眞菌孢子，平均每個枕頭裏含有100萬個以上的眞菌孢子。這些病菌不僅僅影響人體的健康，還會影響睡眠品質。原則上枕頭1～3年就應該更換一次。

以下簡便自查標準中，你符合的條件如果超過2個，則表示你的枕頭已經生病了，應儘快更換。

·在沒有其他身體疾病的情況下，晨起後常常覺得頭部麻木酸脹。

·枕頭已失去彈性，需要拍打好一陣才能使其恢復一些彈性。

·在好不容易調整完枕頭之後，它又迅速回復扁平。

·枕頭有結塊、凹凸不平的現象，且塡充物有受潮的異味。

早晨起床，出現頸、肩、背部酸痛，甚至頭暈、看東西模糊、胸悶、噁心等狀況，或者睡覺時打鼾，都可能是枕頭高度不合適引起的。

事實上，睡覺時，枕過高或過低的枕頭都不利於人體健康。只有在睡覺時，維持頸椎正常的生理狀態，才能使頸部肌肉、韌帶、椎間關節，以及穿過頸部的氣管、食道和神經等組織與整個人體一起放鬆、休息。每個人的胖瘦、肩的寬窄、脖子的長短、頸椎的生理曲度都不盡相同，選擇枕頭的高度自然就有差異。

俗話說：「高枕無憂，」並非能讓你擁有優質的睡眠。調查發現，約50%的患者有高枕睡眠的不良習慣。然而，長期枕高枕入睡，患頸椎病的風險就會增大。頸椎病痛，往往讓你夜不成寐。

枕頭過高或過低都不利於身體健康。高枕使頭部墊高，當人仰臥時，會迫使脖子向前屈，使人在睡眠中一直處於「低頭」狀態，除了會誘發頸椎病，且非常不利於人們順利入睡。而枕頭過低，會讓頭頸部處於過度向後仰伸的狀態。在這種狀態下，不僅容易導致面部血流不暢，甚至使面部出現浮腫，而且也容易引起或誘發頸椎病，進而影響睡眠品質。

枕頭「高不成，低不就」，那麼多高的枕頭才最適合睡眠呢？雖然每個人的身高、體型不同，但人體本身各部分比例是成正比的，所以由自己測量枕頭高度才最合適。

標準為：仰臥一拳，側臥再加一掌。即仰臥時，枕頭的高度是自己的一拳之高；側臥時，枕高是一拳的高度再加一掌的厚度。

枕頭適於用兩個，每個高度不超過8釐米，且以上軟下硬為宜。上邊的軟枕便於調整位置，以達睡眠舒適；下邊的硬枕主要用於支撐高度。使用這樣的枕頭，睡眠舒適，可解除疲勞。

我們幾乎每天都要與枕頭為伴，因此選擇優質的枕頭至關重要。很多人會定期清洗枕套，卻從來不清洗枕頭，枕頭的清洗一直是「衛生盲區」。那麼，怎樣才能做好枕頭的清潔呢？為了你和家人能擁有健康的睡眠環境，應定期洗枕巾、枕套，3～6個月最好要清洗一次枕頭。

枕頭的祕密

・**枕邊好夥伴**　在枕頭旁邊，放10克左右切成絲的生薑，就能催人入眠。

・**安睡需要鮮果皮**　將50～100克鮮橘皮或梨皮、香蕉皮，放入一個不封口的小袋內。晚上睡前把它放在枕邊，可以幫助你快速酣睡。

・**柏樹葉**　揀一些柏樹葉，洗淨曬乾，裝枕芯裏，可散發清香味，鎮靜安眠。

巧選被褥，伴您好夢

睡眠是人們每日正常的活動，像每天正常地吃飯、呼吸一樣，已經成爲一種自然而然的習慣。每晚自然而然地上床睡覺，第二天清早又自然而然地醒來，看似是再平常不過的事情。然而，爲了保證健康、高效率、高品質的睡眠，被褥的選擇即是關鍵。

想好眠好夢，要科學選擇被子。被褥要輕鬆、保暖、乾燥與清潔，但不要太柔軟，因爲人在入睡的時候，難免會翻身。特別是剛睡著，或睡得不熟的時候，翻身可以促使睡眠，褥子太軟了，難以自由翻身，會攪擾舒適睡眠。被子要軟要輕，許多人喜歡蓋厚被子，很重，覺得不這樣就很冷，殊不知又厚又重的棉被壓迫著身體，使體表的血液循環受到影響，便產生四肢冰冷的感覺，越冷越多蓋，越蓋越受壓，以至於每天早上起床渾身不舒服。所以獲得高品質睡眠的被子應該是具有溫暖、舒爽、乾燥、透氣、抑菌除臭和輕柔等特點。

此外，被子還應經常拿到室外太陽下曬一曬，這樣被子內層氣體在高溫下蒸發掉，同時還具有殺菌的作用。

最健康的疊被方法是要讓被子能夠透氣，早上起來一掀被子就走人，或是馬上將被子疊得嚴嚴實實都是不利於再睡眠環境的。

據有關專家測定，人從汗液中蒸發出的化學物質，要比從呼吸道中排出的化學物質多。如果起床後立即疊被子，被子裏的所含的水分和氣體就散發不出去，這樣不僅會使被子受潮，而且還會使被子受化學物質的污染，產生難聞的氣味，減少被子的使用時間，並且對身體健康也是有害的。

正確的做法是：起床後先將被子翻個面，打開門窗，讓氣味、水分都散發掉，等洗漱完畢再疊起來。

在氣溫驟降的天氣裏，許多人回家後都會換上厚厚的睡衣，有些人甚至喜歡穿著棉質睡衣入睡。可是，你知道嗎？睡覺時穿得越厚，反而會越冷。

睡覺時不宜多穿衣服，少穿衣服或者裸睡有利於提高睡眠品質和增進健康。由於人體皮膚能分泌和散發出一些化學物質，倘若睡覺時穿的衣服過多，無疑會妨礙皮膚的正常「呼吸」和汗液的揮發。同時，衣服對肌肉的壓迫和摩擦還會影響血液循環，不僅會造成體表熱量減少，讓人感到冷，而且睡眠品質也會大大降低。

睡衣可左右睡眠品質。人的自主神經包括讓身體處於活動狀態的交感神經，和使身體休息的副交感神經。經過對各種質料的睡衣和被褥使用者的睡眠狀態進行調查分析，研究人員發現，絲綢和棉布質地的睡衣有助於睡眠，而麻質面料的睡衣則會影響睡眠。

裸睡須知

・有特異性體質的人應該慎用裸睡：裸睡時皮膚直接暴露在環境中，灰塵和蟎蟲會引起皮膚過敏和哮喘的發生。那些由於神經病變引起的失眠患者，只有正確及時地治療原發病因，才能對改善睡眠有所幫助。試圖通過「裸睡」的方式來治療失眠，效果也並不顯著。

・裸睡還要注意睡眠的環境：裸睡最好在相對隱蔽、獨立的環境中進行，不應在集體生活或與小孩同床共室時採取裸睡。上床睡覺前應清洗外陰和肛門，並勤洗澡。裸睡時一定要注意保暖，調節臥室的溫度和濕度，避免受涼和出汗。床褥要乾淨、蓬鬆，經常清洗並接受陽光曝曬。

臥室巧養花，晚上睡得香

臥室是供人們睡眠與休息的場所，宜營造幽美寧靜的氛圍。花香療養，可以幫助睡眠，起到治病保健的作用，但若不注意花卉的選擇，也能導致失眠，例如，丁香、茉莉、玫瑰、紫羅蘭、薄荷等植物可使人放鬆、精神愉快，有利於睡眠。而百合花香使人興奮，但時間過長，會感到頭暈，還可能讓人失眠。

臥室如能再擺放一些小巧，顏色不過於豔麗，沒有特殊氣味的花卉，也有助睡眠。在衣櫃上放置一盆吊蘭，既不佔據空間，又能美化環境，改善室內空氣。

・**薔薇香**：鬆弛神經、解除身心疲勞，幫助治療神經系統疾病。

・**鬱金香**：可解除眼睛疲勞及消除煩躁。

・**菊花香**：能清熱祛風、清肝明目，可用來作爲頭痛病的輔助治療手段。

・**水仙香**：能讓人感到寧靜、溫馨。

・**蘭花香**：緩解肺熱和痰咳，對有神經衰弱的人有好處，但不可過濃，否則也會產生眩暈感。

如果想用香味催眠，可選用合歡花、菊花、肉豆蔻等的香味（有鎮靜和鬆弛作用），而薄荷、檸檬、玫瑰花等香味則容易使人興奮，不宜選用。儘量不要選擇汁液有毒的一品紅、有刺的虎刺梅和花粉過多的花卉。

臥室內面積有限，不妨種植一些低矮的植物，如仙人掌、雲杉和其他低矮的針葉樹等，它們能讓室內充滿使人神清氣爽的樹香，幫助睡眠。此外，也可選擇文竹、吊蘭、常春藤、寶石花、蘆薈、蘭花、馬蹄蓮、蝴蝶蘭等。

爲什麼臥室巧養花，不會對人體健康造成危害，反而可以改善睡眠品質呢？有的花卉，如茉莉、月季、夜來香等，晝夜都能放出揮發性香精油和負離子，有清新空氣的作用，使臥室內經常保持空氣清潔，所含的芳香沁人肺腑，能振奮精神，消除疲勞，對人體健康好處頗多。

在臥室內養花，不僅僅要注意花類的選擇，還要注意花盆的擺放，比如晚上可不必把盆花移往室外。此外，養花時還需要注意保持盆土的清潔，肥料要深施，不施未經腐熟的有機肥，及時清除枯花敗葉。

第五章

會睡的男人最精神

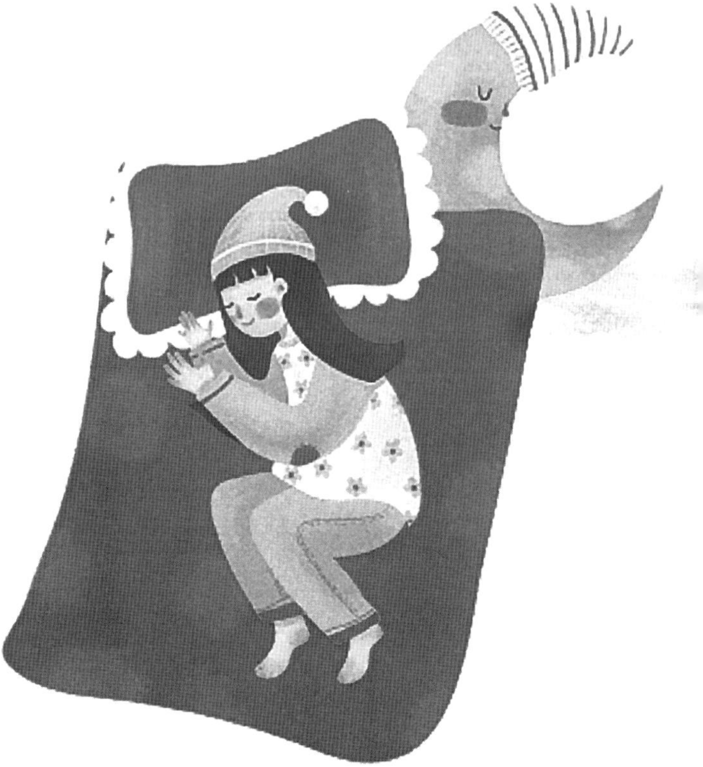

❦會睡的男人最精神

1 晚上八小時，決定白天八小時

精英男「過勞死」之謎

小王是人們公認的那種「精英男」，高學歷、高收入，過著高品質的生活。可是小王現在最羨慕的卻是眞正「朝九晚五」的生活，有規律的上班下班，還能和朋友一起聚會。雖然他的工作算起來也是有條不紊的，但是別人開始休息的時候，他的工作才進行到一半，也就是說他一天的工作時間總是比別人相對長很多。

加班加點的工作是他們認爲珍惜時間的表現，一直保持一種前進的姿態。他們沒有休息的時間，因爲隨時都會有人超過自己，從小他接受的教育就是「不甘人後」。他說他在網上看關於「過勞死」的報導，也感到害怕和恐慌，因爲他正過著這樣的生活。但是要改變自己的生活模式也並非易事，對此他感到無能爲力，他說他自己很清楚，他已經提前進入了中年，沒有一點年輕人的風範，而且似乎看到了自己未來的命運，充滿著一種悲觀的宿命論，和平時工作中雷厲風行的狀態完全不一樣。

「過勞死」到底是什麼？

「過勞死」最簡單的解釋就是超過勞動強度而致死，是指——「在非生理的勞動過程中，勞動者的正常工作規律和生活規律遭到破壞，體內疲勞蓄積，同時向過勞狀態轉移，使血壓升高、動脈硬化加劇，嚴重到會出現致命的狀態。」

儘管勞動法明確規定：勞動者每日工作時間不超過八小時，平均每週工作時間不超過44小時，但是現在工作時間超過50小時都很常見。在越發達的城市，工作強度和壓力也越大，很容易對工作產生倦怠。因爲工作時間長，勞動強度加重，心理壓力大，存在精疲力竭的亞健康狀態，容易引發身體潛在的疾病急性惡化，救治不及時而危及生命。

過度勞累給人體帶來了巨大健康隱患，而過勞死頻繁發生的事實，也讓正在城市奮鬥的精英們心理充滿陰影，但是又無法停止自己的腳步。終日生活在惶恐之中的精英，身心都無法得到輕鬆。大部分人坦言，他們的生活脫離了正常的軌道，而也沒有體會到功成名就的快樂，隨著時間的推移，他們更懷念單純的簡單生活，嚮往大自然。

小細節避免恐怖的「過勞死」

・早晨醒來，應該先花費5分鐘左右的時間賴床——側臥並深呼吸、打呵欠、伸懶腰、活動四肢，然後再慢慢坐起、穿衣、下床。如果醒來後立即起身，容易引發心腦血管疾病，甚至造成意外死亡。

・有幾種水最好別喝：裝在暖水瓶裏幾天的開水，反覆煮沸的開水，水龍頭裏停用一夜的「死水」和隔夜茶。

・研究證明，酒後立即洗澡，體內儲存的葡萄糖在洗澡時會被體力活動消耗掉，因而糖含量大幅度下降，同時，酒精抑制肝臟正常活動，阻礙體內葡萄糖儲存的恢復，加上洗澡時出汗，容易引起有效循環血容量不足，導致虛脫。

・每天都適合食用的食物：蜂蜜，每天早晨空腹吃一勺蜂蜜，能安五臟，止痛消毒，堅持吃能防止血管硬化；大蒜，有很強的殺菌、抗菌作用；紅棗營養豐富，含有豐富的糖、維生素、礦物質；生薑能促進血液循環，幫助消化；花生含有人體所需多種氨基酸，常吃有助於提高記憶力。

・人在憋尿時，全身處於高度緊張狀態，胃腸和交感神經會發生暫時性紊亂，血壓明顯增高。

男人過勞，要靠睡補

人在過分勞累時，血液中二氧化碳和乳酸會增多，導致四肢乏力、肌肉酸疼，嚴重的過度疲勞、體力透支，甚至會導致猝死，發生所謂的「過勞死」現象。而廢寢忘食的工作，導致睡眠不足，是引發過度疲勞的直接原因。身體長期處於疲勞狀態得不到緩解的時候，就會引發心血管和呼吸系統功能紊亂、消化不良、失眠、內分泌紊亂、性功能急遽下降，導致營養平衡被打亂，還可能會出現腰肌勞損、頸椎病，視力、聽力、記憶力下降。

很多人都自認爲身體健康，但在連續熬夜數晚後，第二天起床就會覺得很疲勞，一閉眼就想睡覺，而且會腰酸背痛，但一到晚上精神又好起來。可別以爲這是小事，根據中醫的看法，是因過勞而造成體內器官陰陽失調，造成體內器官起內訌，互相打架，最後導致器官衰竭而死。

這些不良後果牽制著人體的健康，反過來也會影響到日常生活和工作。在很多人看來，工作和健康就像是魚與熊掌的關係，二者不可兼得。實際上，工作必不可缺，而健康的身體是革命的本錢，最好是找到二者的平衡點，保持健康才是人生的最大願景。

睡眠是身體進行自我調整的時刻，你侵略它的時間，它便侵略你的健康，希望過勞致死的事件可以不再發生。

消除人體疲勞的最佳方法是睡眠。在睡眠憂慮中，全身物質代謝降低，神經細胞可借機吸收各種營養物質，為蘇醒後神經活動準備充足的能量。同時，人體機能在睡眠中清除毒素、完成細胞再生，所以說一場高品質的睡眠實際是人體機制的自我修復過程，可以迅速消除疲勞，保持精力充沛。

從現在開始，調整自己的生活規律，學會把工作當成生活的一部分而不是全部，儘量減少加班的時間，學著在下班時間享受輕鬆的家庭生活，空出更多的業餘時間來繼續自己的愛好。擁有充足的睡眠，提高睡眠的品質才是保證健康的關鍵點。

很多人睡眠不充足都僅僅是因為睡前的準備工作沒有做好，也許僅僅因為一些小的細節就會影響到睡眠品質，只要在睡前做一些消除疲勞的準備，就會睡得更安穩。

・洗澡　洗澡可消除體表代謝的排泄物，使毛細血管擴張，有效消除疲勞。但要注意回到住處或活動後，要稍事休息，待心率恢復到平時正常的狀態後再入浴。水的溫度以40℃左右最好，一般洗15～20分鐘即可，不宜過長。

・睡前熱水泡腳　熱水泡腳有解乏安眠的作用，水溫可略高一點，以自身感覺微燙為宜。泡腳可以使血管擴張，血流加速，增強血液循環。

・按摩　過量的體力運動造成肌肉群產生乳酸堆積，按摩有助於乳酸儘快被血液吸收。方法是用手捏或用拳頭輕輕敲打小腿、大腿及手臂、雙肩、背部，使肌肉得到放鬆。在一天的旅行結束以後，很多人以睡眠或無所事事地坐著作爲恢復體力的方式，其實這是一個誤區。

2 體態漸寬，與睡有關

「發福」絕不是「福」

人過中年，幾乎沒有多少男性還能保持自己年輕時的健碩身材了，好像在一夜之間，體重迅速上升，但是自己並沒有感受到自己明顯的變化，仍然認爲自己和前幾年的自己一模一樣。大部分男性表示自己並不排斥長些肉，他們更願意讓別人說「發福」，他們認爲年紀一到就會有很多自然而然的事發生，就像掉頭髮、健忘一樣是一種正常的現象；也有人說，身體發福後會顯得更有威嚴，「心寬體胖」是好生活的象徵，大多數人表示他們喜歡發福之後的現狀。

據調查，女性無法忍受自己發福，更不願意忍受自己的伴侶發福，她們認爲男性發福表示出不性感、不健康、性能力下降的資訊。

人到中年的肥胖不是健康的表現，特別是進入老年之後，會嚴重影響到人體的健康。據美國醫學協會的研究報告顯示，在中年時期體重出現超重或進入肥胖行列的人，死於心臟病的危險性較體重正常者要高出42%。

中年發福原因主要有二：一是吃得不科學，二是運動量減少。

隨著年齡的增長，人體各部位機能開始逐漸減退，新陳代謝變得緩慢。由於工作繁忙，運動時間減少，飲食習慣卻沒有發生變化，攝入的熱量不能及時充分地得到消解，就轉化成脂肪堆積在體內。一些人到中年以後，工作和家庭都趨於穩定，心理上大爲放鬆，安逸的生活也會讓人發胖。

肥胖與心血管疾病、糖尿病之間存在著密切的關係，但是減肥者多爲女性，男士很少參與。其實減肥並不僅僅是爲了外表的美觀，爲了健康和長壽，男性也應該隨時注意自己的體重變化，保持標準的身材，因爲肥胖對男性的危險性遠遠超過了女性。

成年男性的體重計算方法：（身高－80）×0.7（公斤）標準體重＋10%屬於正常範圍。超重20%屬輕度肥胖；超重50%屬重度肥。

要想中年不發福，就得從發福的原因入手，從改變不良飲食習慣和增加運動量開始。中年人應少吃高脂肪、高熱量食物，在食量不變的情況下，多進食蔬菜、水果、全營養穀物、豆類；要堅持運動，鍛鍊肌肉，才可能延緩肌肉萎縮的過程。

必須改善飲食結構：許多人都是早餐吃得很簡單，中午在公司的附近隨便吃個便當，晚餐就吃得很豐盛，有時甚至還吃夜宵。殊不知，這種吃法最容易導致肥胖。人們常說：「早餐應吃好，午餐應吃飽，晚餐應吃少。」這是有一定道理的。從現在開始，養成重視自己的早餐，注重營養搭配的健康飲食習慣。

減少看電視的時間。電視「馬鈴薯」不僅僅指年輕人，中年人長期坐著看電視，同樣會長得像馬鈴薯一樣竹的身材。適當做點運動，有節律地行走或慢跑，少乘車多步行，儘量不搭乘電梯，徒步上樓，跑步、游泳、散步等有氧運動都是消耗體內熱量的最有效辦法。

中年發福的三種體態

·腰身粗壯的人　一日三餐的飲食應當妥善安排，少吃那些不易消化的肉、禽、蛋類食品，即使要吃，也應中餐吃，若晚餐吃則容易增肥。晚餐應當以蔬菜、水果爲主，八分飽即可。晚餐後別急於睡覺，晚餐與睡覺之間至少要間隔3小時。千萬別因嘴饞而吃宵夜。

·大腹便便的人　由於平時營養攝入太多，熱量消耗過少，致使過多的營養物質堆積，導致腹部脂肪過多。要攻克腹部上的脂肪，關鍵是改變平日的飲食結構，「少葷多素，儘量少吃」才是保證健康的原則。最好每週停食一餐，只吃水果，這樣能夠讓腸胃盡可能的排除體內毒素。

・小腹鬆弛的人　其主要原因是飲水過多，過多的水分會增加腎臟和膀胱的負擔，致使小腹鬆弛。應當嚴格控制每天的飲水量，喝水切忌牛飲。

中年男人睡眠差，易發福

中年發福當眞是年齡的問題嗎？但依然有中年人保持著年輕時候的樣子，而且會讓人覺得是越活越年輕。你是不是經常加班、應酬、煩躁、鬧心？因爲這樣導致時常失眠？是不是會覺得自己最近幾乎沒有安安穩穩地睡過一晚？如果回答都是肯定的，那麼可能造成你發福的眞正原因就是——缺乏睡眠。

從前人們都相信懶惰的人就會肥胖，看見胖子就會嘲笑他好吃懶做。但是近年來，越來越多的研究證明，睡眠不足也是導致肥胖的誘因。中年男性的睡眠時間看上去和之前毫無異樣，睡眠狀況基本穩定，但是他們的睡眠品質卻大幅下降，正是因爲睡眠品質下降導致許多男性到中年時期發福。

所謂睡眠品質下降就是說深度睡眠時間相對減少。在深度睡眠中，身體會分泌生長激素，深度睡眠時間縮短會導致生長激素分泌減少。而男性到了35歲以上，生長激素分泌量比年輕時減少了將近75%，加重了脂肪堆積、腰圍增加和肌肉鬆弛。

如此說來，改善睡眠品質，就可以防止「人到中年的發福」現象。

首先，要養成正確的作息習慣，按時入睡和起床，這樣做才是遵循睡眠與覺醒相交替的客觀規律。順著個人生理時鐘的節奏，找出最合適入睡的時間，嚴格遵守作息時間，能使我們的睡眠和覺醒過程像條件反射那樣來得更自然，進行得更爲深刻。穩定的睡眠時間，可以避免引起大腦皮層細胞的交替興奮，避免產生混亂而失眠。

其次，睡前不要進行緊張的腦力勞動，避免劇烈的運動或體力勞動。最好是在戶外散步，幫助消化，呼吸新鮮空氣，儘量避免興奮、悲傷、憤怒的情緒，帶著輕鬆愉快的心情入睡。

要想保證高品質的睡眠，在睡覺之前刺激性的食物或大量煙酒都不宜。

為「發福男」改善睡眠

·足底按摩 足底按摩不僅可以消除人體疲勞、緩解精神壓力，還可以治療失眠，提高睡眠品質。其實自己在家就可以進行睡前足底按摩。首先盤腿打坐，足底向上，然後屏氣靜心排除雜念，用雙手大拇指時重時輕地按摩兩足底「湧泉穴」數百下，長期堅持數月就可以明顯感覺到入睡快，睡眠變得安穩。（湧泉穴位於足底前部的凹陷處。）

・**頭部按摩**　頭部按摩屬於非常方便簡潔的按摩方式，具有疏通經絡、降壓止痛、鎮靜安眠的作用。例如，百會穴按摩隨時隨地都可以進行。首先用右手拇指尖在百會穴點按，待局部產生腫脹麻感立即改用拇指腹旋轉按摩，反覆交替進行約30秒，緊接用掌心以百會穴爲軸心，均勻用力按壓與旋轉按摩約30秒鐘。（百會穴位於頭頂，前髮際上約三公分，或兩耳尖連線中點處。）

・症狀嚴重的人群，可以結合保健品和藥物進行改善。

恢復瀟灑身姿的睡眠訣竅

人到中年卻依然保持著瀟灑身姿的大有人在。很多人嘴上會說，他們根本不在意這些，男人最需要的是事業上的成功感。也有人不屑於此，他們認爲只有女人才會一門心思想著保持身材、護理皮膚……追求永遠年輕的神話。

其實，他們不過是心存羡慕或嫉妒罷了！誰都會回想起年輕時的美好時光，那時的自己無論是身體和思想都充滿了無限的活力，反觀如今的自己呢？簡直就是天差地別。不過，只要思想覺悟了，行動起來就非常順利。經過努力，總會找回從前的自己，從前的那一份青春。

必須拋棄陳舊的思想觀念。減肥塑身不只是女性的專利，也不是讓男性蒙羞的行爲。肥胖對人的影響不僅僅表現在外觀上，還會直接誘發多種疾病，嚴重影響健康。減肥是爲了自己的身體健康，也是對自己和家人負責任的表現。

體內脂肪的增加與缺乏睡眠之間有很強的聯繫，由於睡眠不足引起的體內化學反應將會導致體重的增加。同時，人體正常的睡眠習慣被擾亂之後，身體對胃口的調節作用就會失去，很容易發生暴飲暴食，食欲無法得到控制也是肥胖的重要原因。

人在睡眠中，身體處於休眠狀態，不會感知到饑餓；身體自身的修復和新陳代謝會消耗體內的能量，完成營養到能量的轉化過程；身體處於消耗和消解的模式，消化能力和排毒能力都比白天更積極，脂肪、毒素等有害物質都能得到最大限度的清除。而這一切的前提是擁有高品質的深度睡眠。

生活總是充滿了神奇，有的食物看似平常無奇，卻擁有幫助睡眠、防止肥胖的雙重功效，這些食物就是我們的福音，它們是爲了「在睡眠中修身」而存在的食物，絕對不可錯過。

·降低興奮度代表食物——小米粥

經專家證明，穀物中含有豐富的色氨酸，色氨酸可轉化生成褪黑激素，而褪黑激素有著鎮靜和誘發睡眠的作用。所有穀物中含色氨酸最豐富的是小米，在晚餐主食中加些小米，有利於增加進入腦內的色氨酸數量。此外，南瓜子仁、腐竹、豆腐皮、蝦米、紫菜、黑芝麻等食物中的色氨酸含量也非常高。

・消煩躁代表食物——全麥食品

B群維生素相互間有協同作用，能調節新陳代謝，增強神經系統的功能。全麥食品中含有豐富的B群維生素，具有消除煩躁不安、促進睡眠的作用。燕麥、大麥、糙米、全麥麵包、全麥餅乾等都屬於全麥食品。

・放鬆神經代表食物——牛奶、核桃

鈣含量豐富的牛奶被公認爲「助眠佳品」；堅果類食物中鎂含量較多，在臨床上，核桃常被用來治療神經衰弱、失眠、健忘、多夢等症狀。專家建議這些食物同時食用，效果會更好一些。

起床與睡眠同樣重要

・清晨的第一杯水非常重要，它可以喚醒你的身體，告訴你新的一天要開始了。人體在夜晚睡覺的時候，從尿、皮膚、呼吸中消耗了大量的水分，早晨起床後人體會處於一種生理性缺水的狀態。但是切忌喝過冷過熱的水，因爲此時腸胃都已排空，過冷或過燙的水都會刺激到腸胃，引起腸胃不適。起床後，應喝與室溫相同的涼開水，天冷時可喝溫開水。

・如果早起對你而言很痛苦，可以打開臥室裏所有的燈，讓自己立刻感受到日光般的明亮，定會很快忘掉睡不醒的痛苦。起床後，拉開窗簾，徜徉在陽光下，走到窗前，做三五次深呼吸，你會感覺身體裏充滿了早晨新鮮的空氣，這麼做可以讓你的身體舒暢地迎接新的一天。

・音樂會讓你精神抖擻，可以用一些節奏感較強的音樂叫醒自己，因爲音樂會促進腦中氧氣與血液的流動，讓身體也想律動起來。

3 「啤酒肚」是睡不好的警告

隨著年齡的增長，男性睡眠中的深度睡眠階段越來越少，進而影響生長激素的分泌，使身材走樣，出現雙下巴、啤酒肚。按照民間的說法，「啤酒肚」的元兇就是啤酒，一時間很多人抗拒著美味的啤酒。實際上把喝啤酒與發胖聯繫在一起是沒有道理的，因爲啤酒肚的元兇不止是啤酒。

啤酒可以產生較高的熱量，可提供正常人每天約1/5的熱量消耗。但是啤酒中並不含有會讓人發胖的脂肪，所以喝啤酒本身不會使人發胖。如果非要說啤酒的不是，也就是啤酒具有促進人體內胃液分泌的作用，能夠增加食欲。飲用啤酒的同時食用含有高熱量的菜肴，容易增加脂肪的吸收，就容易導致肥胖。

那麼，「啤酒肚」眞正的元兇到底是什麼呢？有人說是因爲營養過剩導致，也有人說是營養不均衡造成，還有人認爲是沒有節制地暴飲暴食導致人體發胖……德國醫學會專家最新研究表明，「啤酒肚」與男性的遺傳基因有關，就像女性肥胖從臀部開始一樣，男性的脂肪大部分會儲存於腹部。

當然，每個男人的基因不同，引發「啤酒肚」的可能性也不同。一般來說，因爲營養過剩而出現的「啤酒肚」往往是年輕男性；對於中年人而言，睡眠品質問題才是主因。隨著年齡的增長，深睡眠階段也隨之減少，由於睡眠品質差，荷爾蒙的分泌會隨之減少，荷爾蒙的缺乏會使體內脂肪組織增加並聚集於腹部，而且年紀越大越發明顯。

長時間坐著辦公，缺乏運動，也容易造成腹部脂肪囤積。在工作壓力較大的情況下，不少人會飲食過量，導致消化不良，這也容易造成體重超標。

啤酒肚不僅僅是影響外觀，更是加速衰老的主要因素之一。目前已證明有15種以上導致死亡的疾病與腹部肥胖有直接關係，其中包括冠心病、心肌梗塞、腦栓塞、乳癌、肝腎衰竭。爲了健康，男人們應不遺餘力的消滅啤酒肚。

專家指出，男性一旦年過45歲，就幾乎喪失了深度睡眠的能力。此外，年過50的男性，睡眠時間每十年會減少27分鐘。25歲以下的男性，深度睡眠約占了晚上睡眠總時間的20％；25～35歲的男性則降低到12％；35歲以上的男性，深度睡眠期占不到5％了。

這樣說來，睡眠隨著年齡的變化而減少，是客觀存在的科學道理，但是不能就這樣放任不管，專家建議男性最好從35～40歲就開始進行一些改善睡眠的措施。

安撫煩亂心理。心理干擾是大多數人失眠的原因，生活條件優越的人也不例外，甚至心煩事更多。去掉煩惱的最好辦法是澹泊名利，知足常樂，這樣才能多擁有安詳美滿的睡眠。

養成良好的睡眠習慣，形成自己固定的生理時鐘，讓睡眠形成條件反射。比如睡前喝一杯牛奶蜂蜜，用熱水泡腳，頭部按摩……

睡眠的改善必須是從點點滴滴中逐漸去改善的，並不能像藥物那樣及時生效。大多數人崇尚運動和食療的方式，認爲這才是養生的根本。

錯誤的睡覺方式都需要及時改正，特別是人到中年之後，不良的睡覺方式會讓身體遭受到更嚴重的損傷，而肥胖就在這時更加肆無忌憚。特別是啤酒肚，這是男性健康的頭號敵人。要對抗啤酒肚是一件非常不容易的事情，但是只要找對方法，也能將它一舉殲滅。

助眠小花招

．《千金要方》中說：「屈膝側臥，益人氣力，勝正偃臥。」醫生主張以側臥爲宜，主要指半側臥，這樣就保證了周身部位的放鬆、氣血的順暢、臟腑的通達，有利於人體的健康。

．科學地解決失眠問題：嚴重的失眠可以借助藥物治療，但切忌產生依賴性，對付失眠最好的方法是從內而外的調養。

．可以嘗試用寒冷法來解決失眠問題；離開被窩，讓身體凍一段時間，忍耐一下，哪怕已經打哆嗦了，然後蓋上被。雖然聽起來有些不可思議，但是事實證明的確是行之有效的最好方法。

4 那些倒楣的睡眠障礙

睡眠障礙更愛騷擾男性

男性常見的睡眠障礙有失眠、嗜睡、睡眠倒錯、夢言症、夢行症等睡眠障礙。

·失眠　在睡眠時間不能安靜入睡者統稱爲失眠。嚴重睡眠不足，整夜睡眠時間少於5小時，表現爲入睡困難，淺睡，易醒或早醒等。失眠可由外界環境因素（室內光線過強、周圍過多嘈音、值夜班、坐車船、剛到陌生的地方）、軀體因素（疼痛、瘙癢、劇烈咳嗽、睡前飲濃茶或咖啡、夜尿頻繁或腹瀉）或心理因素（焦慮、恐懼、過度思念或興奮）引起。一些疾病也常伴有失眠，如神經衰弱、焦慮、抑鬱症等。

·嗜睡　足夠睡眠時間後仍經常疲乏、欲睡。它表現的睡眠時間過量，如因各種腦病、內分泌障礙、代謝異常引起的嗜睡狀態或昏睡，以及因腦病變所引起的發作性睡病，這種睡病表現爲經常出現短時間（一般不到15分鐘）不可抗拒性的睡眠發作，往往伴有摔倒、睡眠癱瘓和入睡前幻覺等症狀。

·睡眠異常　指在睡眠中出現一些異常行爲，如夢遊症、夢囈（說夢話）、夜驚（在睡眠中突然騷動、驚叫、心跳加快、呼吸急促、全身出汗、定向錯亂或出現幻覺）、夢魘（做噩夢）、磨牙、不自主笑、肌肉或肢體不自主跳動等。這些發作性異常行爲不是出現在整夜睡眠中，而多發生在一定的睡眠時期。例如，夢遊和夜驚，多發生在正相睡眠的後期；而夢囈則多見於正相睡眠的中期，甚至是前期；磨牙、不自主笑、肌肉或肢體跳動等多見於正相睡眠的前期；夢魘多在異相睡眠期出現。夢醒時患者意識處於朦朧狀態，如果走到危險地方，則可能會發生傷亡等意外。

對於男性來說，睡眠障礙不僅頻繁常見，而且造成的危害也是舉足輕重的。睡眠障礙會使人壽命縮短（但個體差異很大），降低生活品質，並增加了發生精神疾病和抑鬱症的危險，降低自然殺傷細胞的活性。增加了意外和損傷。

「補覺」不利於健康

平時忙於工作的男人，睡眠不足或因爲某些原因沒睡好，有些人習慣在休息日補覺。睡眠協會的專家指出，這種行爲並不能幫助健康，還可能使人更加昏昏沉沉、無精打采。因爲人的睡眠時間如果不停發生變化，人體就需要不斷地適應，長此以往，只會擾亂睡眠規律，造成更嚴重的睡眠障礙。

同樣，睡眠時間過長，人的心臟的跳動便會減慢，新陳代謝率也同樣會降得很低，而肌肉組織也會鬆弛下來。久而久之，則導致精神疲勞、身體疲倦、代謝率降低，甚至智力也隨之下降。

打呼嚕，男性雄風的隱形殺手

打呼嚕是一種普遍存在的睡眠現象，目前大多數人認爲這是司空見慣的，而不以爲然。人們經常用「呼呼大睡」來形容睡得香甜，他們認爲打呼嚕是睡得香的表現。其實打呼嚕是健康的大敵，由於打呼嚕使睡眠呼吸反覆暫停，不僅僅影響睡眠品質，還會減少男性荷爾蒙的分泌，而荷爾蒙睪丸素分泌不足，則會導致男性陽痿。且若夜間呼吸暫停時間超過120秒，還容易發生猝死。

打鼾不僅影響本人的健康，也會使睡在旁邊的人飽受折磨。如果對方的呼嚕聲讓你無法入睡，不妨戴上隔音效果良好的耳塞。另外，也可以利用時間差。愛打呼嚕的人晚些上床，等呼嚕聲如雷時，另一半早已進入深度睡眠狀態了。不過這些方法都是治標不治本，要徹底根治打鼾，還需要知道以下的小祕密：

·**睡前4小時別飲酒**：對於愛打呼嚕的人來說，睡前4小時一定要少喝酒。酒精能夠放鬆喉部肌肉從而令人發出呼嚕聲。酒精在體內代謝方式和時間都因各自體質不同而不同，喝酒容易臉紅的人，體內大部分酒精是通過血液代謝完成；而喝酒不上臉的人，大部分酒精是通過胃完成，因此其代謝消化速度不同，但大概在酒後4～6小時內會完成代謝，因此，打呼嚕的人應保證在睡前4～6小時內不飲酒。如果晚上有應酬，不得不喝酒，在睡前可以選擇喝一些含醋類的飲料，如醋酸飲料或蘋果醋飲料，讓醋內的醋酸有效地中和酒精中的乙醇，達到解酒的目的。

·**不要太肥胖**：肥胖是引起或加重打呼嚕的一個重要原因，在30～59歲的人中，60％的肥胖男性有打呼嚕習慣。據研究，身體脂肪分布不均，尤其是頸部脂肪沉積與發病關係最大，減肥可取得一定的治療效果。

·**取右側臥位睡姿最健康**：仰臥時，由於舌頭是軟體的，在口腔中往往會向咽部低垂，這樣很容易引起呼嚕，口水也更容易流入氣管引起咳嗽。仰臥睡覺，睡著睡著很可能會突然咳嗽起來。此外，仰臥睡眠雙手常常會放在胸上，這樣還容易做噩夢。取右側位睡姿，因爲心臟在胸腔內偏左的位置，如果採取左側臥的姿勢，會使心臟受到壓迫。右側臥睡時心臟受壓少，胃通向十二指腸以及小腸通向大腸的人口都是在右側，有利於胃腸道的正常運行。此外，肝臟也位於右上腹部，右側臥位時它處於較低位置，血液可以更多地供應肝臟，這樣有利於消化食物及代謝體內營養物。專家指出，側臥時，脊柱多向前彎成S型，四肢容易放在舒適的位置上，可以使全身肌肉得到放鬆。因此，保持右側臥位可防止打呼嚕，對身體健康更有好處。

·**如果無法從始至終保持側臥姿勢，可以借助提醒裝置的幫助**。比較有效的是在睡衣後適當的部位縫一個高爾夫球。高爾夫球大小合適、軟硬適中，是理想的選材。當打鼾者要仰臥時，就會被球硌一下，自然也就改爲側臥，經過一段時間後，就能養成側臥睡眠的習慣。

頻繁「夜驚」，好漢也委靡

芝加哥大學的研究人員追蹤調查了多名健康男子的睡眠狀況，他們的年齡從16～83歲。調查結果顯示，這些男子在35～50歲期間的睡眠基本穩定，但深度睡眠時間卻大幅度減少。他們經常在夜間醒來，醒來後清醒的時間隨年齡的增長而延長。

決定一個人睡眠品質的關鍵是深度睡眠階段，深度睡眠時間少也就等於睡眠品質差。決定睡眠品質的因素有很多，而男性隨著年齡增長，出現夜間驚醒的現象引起了專家的重視。

很多人都認爲自己安然入睡，根本就沒有失眠症狀，但是他們第二天依然精神委靡不振。被採訪後才知道他們大多數人常常是因爲噩夢半夜驚醒，驚醒之後，久久無法入睡，甚至會睜著眼睛等待天亮。這和一般的失眠現象是不一樣的，失眠者是從上床之前就無法入睡，而半夜驚醒的人，開始都會順利地進入睡眠狀態，驚醒只是屬於睡眠過程中的突發狀況。

很多人表示，開始他們以爲這只是一種偶然現象，只是被偶然的一個噩夢驚醒，但是到後來他們發現，實際上這樣的情況根本沒有得到改變，而且睜眼等天亮的時間越來越漫長。他們都說，這樣的情況比眞正的失眠還要讓人擔心和害怕。

也有很多人認爲他們睡不好是因爲壓力太大。男性的工作壓力並不見得眞的比女性大多少，但是他們把養家糊口當成自己終生的責任，無論女性有多能幹，男性也還是願意把一切的義務攬在自己身上。無論是現實生活中存在的壓力，還是自身強加的壓力，都使夜間驚醒的頻率增多。

不光是噩夢的誘因，很多人也表示，即使沒有噩夢的騷擾，如果突然想到沒有處理好的工作事項，他們也會在熟睡中驚醒過來，明明是熟睡爲什麼會清晰地想起工作，而且細節都很清晰？實際上，因爲壓力的影響，人們很難擁有深度睡眠。

而且，現代人們的睡眠環境根本無法達理想的狀態，總有不可抗拒的因素會影響到睡眠，比如小孩子很容易在睡夢中驚醒哭鬧，醫生認爲這是由於睡前環境的刺激，比如看電視、興奮地玩耍……同樣，成年人的睡眠也受到這些原因的影響。另外，影響睡眠的環境原因還包括：睡衣的舒適感，被子的厚度，燈光，室內的溫度和濕度，室內裝修風格……

半夜驚醒也算是一種睡眠障礙，不僅縮短了睡眠時間，而且嚴重影響到睡眠品質。專家認爲雖然半夜驚醒不等同於失眠症，但是它的持續時間長，而且隨著年齡的增長會更加嚴重。睡眠不足的人群，多爲精神委靡，長此以往，將引發疾病，危及健康。

專家將理想睡眠時間定爲8小時，標準睡眠時間爲6小時。對於繁忙不易休息的人群來說，養成一種規律的生活方式，並堅持長期實施，使自己保持睡眠規律，生活會變得非常舒適。

規律的睡眠方式，可以幫助大家輕鬆地度過一週的時間，可安定生活規律，且並非刻板的生活方式，而是柔和有彈性的安定生活方式。配合自己的生理時鐘調節睡眠時間，有助於在工作、娛樂、學習三者之間取得平衡，還可以挪出較多的時間在週末從事自己較感興趣的各種休閒活動，有助身心平衡，就不會產生「星期一憂鬱症」。

平時可以多食用食醋、糖水、蓮藕、牛奶、葵花籽、大棗，這些都可以幫助人們一覺睡到天亮；睡前切忌不能進行劇烈的運動，減少對神經的刺激；辦公環境要避免深沉、晦暗的色彩，而臥室則不需要強烈的顏色來裝點；睡前切勿猛吃猛喝。

很多人認爲經常做夢影響了睡眠品質，導致起床後，渾身酸痛、頭昏腦脹、精神委靡，而且他們認爲噩夢的影響力尤其嚴重。夢中的奔跑、跳躍、驚慌都異常眞實，夢境中的勞累和恐懼都會延續到現實中來，影響正常生活。要徹底弄清楚這些問題，首先要了解夢境到底是怎樣產生的？人爲什麼會做夢？醫學界認爲，夢境的發生和人體的生理機制和心理機制都有著密切的聯繫。

外界的刺激。比如最近或者當天，也有可能是童年的時候，受到過嚴重的襲擊、打罵、懲罰、受傷……這些外界的強烈刺激，只要被記憶之後，即存儲於腦部。

「日有所思，夜有所夢」的說法也存在著一定道理。許多科學家發現，夢裏往往會重複白天的一些經歷。不過，有的夢卻是無關於現實事情和人物的，根本就沒有任何聯繫和邏輯的夢，容易讓人產生不安的情緒。

對於噩夢或者無跡可尋的怪夢，科學家認爲都是人體心理機制變動而產生的反應，千萬不能依此作爲一種預示的現象。如果噩夢連連，而且眞的感覺到身體不適的情況下，有可能是健康受損的一個信號——

·**身體可能已發生了某些疾病，卻無法被察覺**。因爲在疾病的發生之初，由於病症的刺激資訊微弱，在清醒狀態下由於其他較強的刺激資訊相當微弱，這時，病症的微弱刺激就可以引起大腦皮質的興奮，從而在夢中會出現種種病態的恐怖感受。

·**情緒受到壓抑，心理健康亮起了紅燈**。因爲工作和生活的壓力無法得到紓解，自然的會把這些壓力帶到夢境中去，以險惡、混亂、迷茫、恐怖的環境出現，這噩夢其實正是你目前現實生活環境的一個寫照。

實際上頻繁做噩夢的人，本身就已經存在著各種煩惱、狂躁、憂鬱、孤獨……正是這些心理因素影響了夜晚的正常睡眠，他們通過夢境體驗到了現實中所存在的矛盾和痛苦。但由於心理因素的作用，他們認爲自己的睡眠時間用來應付夢境，被夢占去了自己的睡眠，因而睡眠深度反而變淺了。這樣的睡眠不能使大腦得到充分的休息和恢復，醒後就會感到疲憊。

說自己整夜都在做噩夢的人，實際上只是從夢中驚醒一刻，但是卻會產生一整晚都在做夢的感覺。連續如此的話，即使是鐵人也會被折磨垮掉。爲了緩解症狀，改善睡眠效果，他們會選擇服用助眠藥，增加深度睡眠。

但是，服用安眠藥只能作爲一種輔助治療手段。解除引起睡眠不良的心理因素才是治療的根本方法。採取正確的方法和態度去面對心理上的困難，並逐步地解決現實的困難矛盾，睡眠也能恢復正常，令人痛苦的夢就會減少。

5 「睡」與「性」是相通的

睡得好才能激情「愛」

中國古人總喜歡把性與食物放在一起研究，如今人們流行的話題變成睡眠與性。「性」已經堂而皇之地進入了時尚話題。

在這充滿聲色犬馬燈紅酒綠的大時代，對於性愛做詳細的調查已經不再是什麼大驚小怪的事了：「你〈愛〉得有激情嗎?」大多數男女一致認爲因爲睡眠不足引起的困倦，奪走了他們興致昂揚的「性趣」！

在現代家庭生活中，人們認爲看電視和看書是影響睡眠的主要原因，它們很容易讓人忘記睡覺的時間。大部分人表示，自己常常因爲看電視導致睡眠不足，甚至有失眠現象；另外一部分人則承認，因爲看書和看電視的原因導致了睡眠規律被嚴重打亂，總是會週期性地遇到睡眠問題。

由於睡眠不足，白天也總是昏昏欲睡，精神不振，同時性欲嚴重衰退。縮短睡眠時間，就意味著削弱男人之精力。所以專家建議一定要保證7～9小時的充足睡眠，這對提高他們的生活品質，包括性愛品質都至關重要。

睡眠分爲兩種模式，一種爲非速波睡眠型（深眠約一個半小時），另一種爲速波睡眠型（又稱爲急速眼球運動，經常做夢，始於深眠後，持續約30分鐘），男性於速波睡眠現象中會有勃起現象發生。

從睡眠醫學的角度來說，人在睡眠期間，其自發性的性反應是隨著睡眠結構的變化而有所反應的。在非快速眼動睡眠期，性功能多表現出逐漸降低，但到了快速眼動睡眠期，男性開始出現自發性的勃起現象，這種現象是人體正常的性反應。

很多人認爲，清晨勃起原因是膀胱充滿著尿液才被刺激硬起。

事實上，每日睡足8小時，人會在速波睡眠狀態中睡醒，此時就產生勃起狀態，所以說速波睡眠才是男性雄風的原動力。

醫生認爲多數的陽痿患者沒有良好的睡眠，尤其是不能在快速眼動睡眠期出現自發性的勃起現象。而快速眼動睡眠期的自發性勃起現象明顯減少，就說明這個人的性功能日益低下。在這種情況下，患者更容易出現睡眠障礙。

很多性功能低下或者陽痿的患者認爲，這便是中醫學所說的「腎虛」。因此，喜歡經常服用壯陽藥物，或者購買壯陽的器具，來解決心頭之患。但是這往往使患者性功能低下進一步加重。

其實，好的睡眠比服用壯陽藥物效果更有效，是維持性能力、體力之最佳祕訣。所以，睡得好，才是改善性愛的關鍵。

睡前「助性」的食物

．海鮮：海鮮和瘦肉一樣富含鋅元素。鋅是男人所必需的一種重要元素，男人每次射精中大概含有5毫克鋅，是每日鋅攝入量的三分之一。因此性生活越頻繁，他就需要補充越多的鋅；如果缺乏鋅將導致性欲低下，精子量少，甚至陽痿。

．人參：每天吃1克人參將有助於緩解疲勞和緊張，尤其是對於那些工作壓力特別大的人很有幫助。同時，人參還可以增強人的生命力和提高性欲。

・銀杏粉：銀杏酚促進腦部血液循環，但是，很少有人知道，銀杏粉也會促進陰部血液循環。如果男性勃起有問題，應該食用銀杏粉。

・香蕉：香蕉中含有豐富的蟾蜍色胺，能作用於大腦使男性產生快感、充滿自信和增強性欲。

・大蒜：研究證明，大蒜可以迅速增強性欲，而且促進男性和女性陰部血液循環，刺激性感覺。

「床上運動」後多甜夢

完美和諧的性生活對睡眠有促進作用。熱情奔放的性行爲過後，緊張激動的身軀得以放鬆，肌肉在滿足之後的疲倦中得以舒展，心靈在愉悅的飄蕩之後得以放鬆，和諧適度的性生活可以說是人類緊張工作操勞之後最佳的休息方式之一。因此，夫妻倆須共同享受性生活帶來的美妙體驗。

和諧的性行爲可刺激全身的觸覺，使腦內形成一種近似麻醉劑的生理活性物質，它具有精神安定的作用，使全身肌肉放鬆。如果一個人正處於性欲旺盛時期而又長時間得不到生理的發洩，神經系統便處於高度的亢奮狀態，焦慮、煩惱，所以性生活不完美會產生失眠的症狀。

同是休息，睡眠是以靜止的形式存在，在安謐恬適中消除疲勞，以便養精蓄銳；而性生活是動態的，更像是一場運動。在睡前做愛可以使夫妻雙方置身於忘我的浪漫情懷之中，可以充分放鬆心身，享受相互擁有、相互關懷、相互慰藉的溫情，可以使一天的思念、饑渴在愛河中昇華，達到最佳的休息狀態，將辛勞的一天在甜美中結束。正因如此，性生活大多數被自然而然地安排在睡前，成爲夫妻生活的一種經常的行爲方式。

完美的性愛有助眠效果。一次酣暢的性運動後，大腦一片空白，睡眠荷爾蒙——松果體素分泌增加，緊張激動的身體開始放鬆，肌肉也在滿足之後的疲倦中得以舒展，睡意自然而然地襲來，有助於消除失眠症。

在一次性生活中，女性消耗的體力僅是男性的1/3。怎樣讓男女在這一共同的過程中都得到充分放鬆，促進睡眠，就成了一個問題。

美國性學家在調查中發現，最有利於女人睡眠的做愛時間是30分鐘，而男人只需3分鐘的性愛，就能獲得高品質的睡眠。

對此，性醫學專家建議，男性在性愛中做足前戲和後戲，充分調動伴侶的激情，一方面可以保存體力，另一方面也可以縮短女性性愛時間。

美國性愛專建議，性生活後，丈夫可從妻子身後環抱著她入睡，使雙方身體充分接觸，又不壓迫心臟。這樣的睡姿能讓女人產生最大的安全感，有利於促進夫妻感情和睡眠品質。

還有一些性愛專家認爲，裸睡能使身體得到放鬆，還有利於增強身體免疫能力，能最大限度地消除疲勞。

最佳睡眠時間是保持7～8小時，晚睡者也要保證全天睡眠時間湊足6小時。旺盛的性能力需要用睡眠來維持。

睡前不可任「性」的時刻

．**過於勞累期間不宜性生活**。過度疲勞的時候進行性生活不但性快感減弱，疲勞加重，而且次日會出現頭痛，頭暈，注意力渙散，工作無幹勁，腰酸腿軟，易出現早洩、陽痿。

．**患病期要停止性生活**。特別是患病的急性期或患有傳染性疾病的時候，應暫時停止性生活，因爲性生活會進一步消耗體力，使身體抗病能力降低而導致病情惡化，尤其某一方有傳染性疾病時，還可能把疾病傳給對方。

．**妊娠期要愼行性生活**。雖不是絕對禁止，但應有節制。同時，要注意性交時女方腹部不要受壓，性交動作不要過分劇烈。

．**哺乳期宜節制性生活**。由於哺乳期女性主要精力在日夜照顧孩子，勞累疲乏，性欲減退，女性生殖器由於哺乳而處於暫時萎縮狀態，陰道壁較爲脆弱，性交可能造成組織裂傷，引起出血、感染，故男方應避免粗暴動作，節制性生活。

·**性生活次數要適當。**防止過頻，以免影響健康。一般來說，以性生活後不感到睏倦疲乏，不影響工作學習爲原則。

第六章

能睡的女人才滋潤

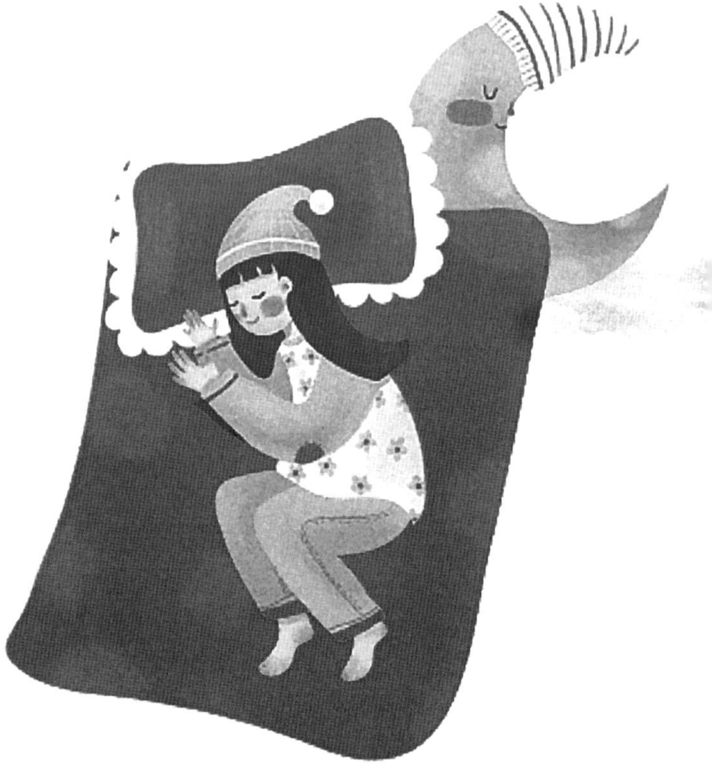

能睡的女人才滋潤

1 會睡覺的女人，不易變老

如果你怕變「黃臉婆」

「不要變成黃臉婆」，甚至已經成爲很多「剩女」保持著單身的理由，她們高調地宣稱——「拒絕成爲黃臉婆，拒絕婚姻」。每一個女人都想一如既往地保持著自己的青春和美麗，黃臉婆是誰也不想接受的命運。其實，單身不見得就能幫你保持魅力，避免變成黃臉婆其實有很多種方法，很多結婚多年的女人，依然光鮮亮麗。

好萊塢女影星奧黛麗·赫本曾說：「愛吃的女人衰老早，會睡的女人美到老。」

在睡眠中，血液循環更加積極，也就更好地補充著皮膚需要的養料和氧氣，同時帶走各種排泄物；睡眠時生長激素分泌增加，可促進皮膚新生和修復，保持皮膚細嫩和有彈性；睡眠時，人體抗氧化酶活性更高，能更有效地清除體內的自由基，保持皮膚的年輕狀態。所以，睡眠雖然是一個人人都需要的生理過程，但對於天生愛美的女性來說，更需要睡眠。

失眠對於女性，不僅表現爲精神差、心煩、易怒等神經系統的失衡，更表現爲皮膚粗糙、面色晦暗、色斑等內分泌系統失衡。

實際上只要有一兩天睡不著，或者熬夜工作，就會令女人失去神采，皮膚分泌油脂的皮脂腺將變少，皮膚越來越乾燥，越來越粗糙，缺乏光澤，變得晦暗，不容易上妝。如果缺乏睡眠在半年以上，那麼女人的整個荷爾蒙分泌就會紊亂，加重痤瘡、粉刺和斑點的形成，並且精神委靡，容易被疾病困擾，提前衰老。

女人從25歲開始，隨著大腦中松果體的漸漸萎縮與鈣化，分泌的松果體素開始下降。當下降到一定程度時，即使進入夜間，血液中的松果體素濃度仍達不到進入正常睡眠所要求的濃度，就不能很好入睡。

女人在職場越來越風光，但是並不代表她們徹底丟棄了家庭主婦的身分。更多的女性同時保持著女強人和主婦的雙重身分，兩頭照顧，都要爭取做到最好。她們不但要進行緊張繁忙的工作，還要做24小時都做不完的家務。所以，女性相比男性工作量更多，壓力更大。

這些社會因素加上女人經期、懷孕、更年期等生理特性，都會導致女人長期失眠。「特別想美美睡一覺」成爲失眠女人的最大夢想。獲得良好的睡眠，對女人的美麗至關重要。

失眠致使我們的肌膚變得又黃又黑，沒有絲毫光澤可言，醫生把此情況診斷爲「皮膚暗沉」。千萬不要以爲自己的皮膚除了暗一點、黃一點，沒有其他問題就不管了。皮膚暗沉，肌膚粗糙、鬆弛，有小皺紋，這些都是初期老化的症狀。它們不僅意味著你的皮膚已瀕臨「崩潰」，而且也給你的青春打下重重的休止符號。

在人們的印象中，黃臉婆個個無精打采，但造就她們的原因卻不盡相同，簡單算算，可以歸結爲以下六點——

1．**衰老型**：主要是因爲肌膚表面老化細胞的沉積，只要去掉這些老化的細胞，就能讓肌膚淨白、通透。珍珠是一種天然高效的「去黃」營養劑，可以抑制黑黃色素，溫和去除老化細胞，讓肌膚滋潤，柔軟，光滑潔白。

2．**乾燥型**：頻繁、過度的使用美白產品，忽略了補充水分，致使皮膚乾燥、暗啞。即使是夏天，也要堅持補充水分，保持皮膚的濕度，才能讓其他保養品的營養被吸收。美白本身是一個淨化的過程，黑色素從表皮細胞脫落後，需要添加水分及營養來保護皮膚。

3．**曬傷型**：抵擋紫外線，減少黑色素的形成是皮膚保持白淨的關鍵。無論哪一種膚質，要想美白，都要做好防曬。白天出門要擦SPF配方的潤膚液，無論是哪個季節都要堅持這樣做，才能有效阻擋大部分紫外線。

4．**熬夜型**：經常熬夜的女人，睡眠品質不能夠得到保證的同時，會直接導致腸胃功能的下降，消化吸收的功能降低，產生的直接後果，就是使得皮膚不能夠得到充足的營養，導致皮膚黯淡無光。不規律的生活習慣，可能讓你成爲一個不折不扣的黃臉婆。

5．**吸煙型**：香煙的「煙污染」，會令皮膚產生大量的自由基，令血液和淋巴的循環不暢，皮膚毒素不能有效排放，就會使膚色發黃，同時也可能導致色素沉澱。

6．**壓力型**：如果生活、工作、情感方面的壓力長時間不能得到排解，會直接影響荷爾蒙的分泌，肌膚也會相應的失去抵抗力，容易產生斑點，也容易出現雀斑、青春痘，讓臉色變得暗黃。心理壓力影響了生活品質，也影響了肌膚的亮麗。

不做「黃臉婆」的睡眠

擁有良好睡眠，對女人的美麗至關重要。

．**足部保暖**：雙腳涼的女人的睡眠品質比足部舒適暖和的女人要差，因此最好穿著襪子睡覺。

・**臥室裏只能擺放鬱金香**：花卉能引起人們的過敏反應，臥室裏不能擺放花卉，而鬱金香不會有引起過敏反應的危險。

・**徹底清潔皮膚**：臉上帶著化妝品或者香水睡覺，會導致皮膚發炎。

深度睡眠，養顏加倍

根據女性獨特的生理特徵，每天所需要的睡眠時間應該要比男性至少多15分鐘，才能滿足第二天的腦力和體力能量需求。能睡足自然好，但你每天一大堆工作，甚至勻不出8小時的睡眠？毋庸擔心，只要掌握了正確的睡眠方法，有效的深度睡眠足以維持你的美麗。

睡眠之精髓在於深。對人體的健康起決定作用的睡眠，是晚上的「深睡眠」，6小時的深睡眠遠比12小時的淺睡眠品質高得多。

有的人整日精神委靡，臉色蒼白，面容憔悴，眼瞼鬆弛，與同齡人相比顯得蒼老。或許你以爲是睡得不夠，於是選擇在白天打盹或者晨起賴床。然而不管你再睡多長時間，依舊是精神不濟、渾身酸痛，各種疾病尾隨而來，更不用談什麼養顏。困擾你許久的問題，可能只有一個答案——睡錯了。

睡眠也分對錯？所謂對錯指的是，你的睡眠屬於深度睡眠還是淺睡眠？

深度睡眠才是人體需要的眞正的睡眠，在入睡後不久就能達到，爲時90分鐘左右。此間所有身體的功能活動下降，呼吸慢而平穩、心率和血壓降低、新陳代謝減緩，表現副交感神經佔優勢；腦電波速度變慢，波幅變大；體溫下降；生長激素分泌達到高峰；免疫物質產生最多。

女性朋友們可以來做這個小測試，看看你是否缺乏深度睡眠。

入睡困難，就寢後30分鐘還不能入睡。

睡眠不安穩容易驚醒，而且每次驚醒的時間超過30分鐘。

早晨睡醒過早，而且一旦醒來就再也睡不著。

如果出現上面其中一種情況，同時起床後覺得渾身乏力、頭腦不清醒、頭暈頭疼等，而且這種狀態長時間持續出現，毫無疑問你就是缺乏深度睡眠。

在深度睡眠期間，腦垂體分泌的生長激素將達到分泌和釋放高峰。這些生長激素能促使身體各組織的蛋白質合成增強，促進脂肪分解，並維持人體代謝旺盛，進行大量合成，從而使人臉色紅潤，少見皺紋。女士們，這就是「年輕」的祕訣。

同時，深度睡眠時體內的催乳激素和荷爾蒙不斷在分泌，能夠刺激人體免疫力的增強，亦能保證人體健康，從而給人美麗的資本。

深度睡眠還能使人保持著充沛精力，心情舒暢，具有敏捷的思維能力、準確的決策和判斷能力以及高效率的辦事能力，帶給人們充實和幸福的生活感；相應的只要內心舒暢，也會促進體內激素的分泌，加強皮膚的新陳代謝，幫助皮膚恢復光鮮亮麗。

有人說好皮膚是夜間養出來的，說的就是深度睡眠起到的重要作用。深度睡眠一般在晚上12至凌晨3點。所以，一定要保證你從11點直到凌晨3點，處於睡眠狀態。最好在11點之前就上床準備睡覺，因爲總是要經過大概一個小時左右才能進入深度睡眠。

對於睡眠不是很好的人來說，冰糖蓮子羹、小米紅棗粥、藕粉，或龍眼肉、百合，或一杯牛奶、一塊茯苓餅……，都可以幫助安穩入睡。

據有關研究表明：女性比男性進入和保持深睡眠的難度幾乎高出1倍！所以愛美的女性們更應珍惜這段時間，讓它給你的肌膚充足的時間好好保養。日積月累，趕走疲勞，借深度睡眠來保持你美麗的容顏。

深度睡眠三不要

一、**不要睡前使用手機**：研究發現，如果睡前使用手機，手機的輻射可能會刺激大腦的壓力處理系統，使人更警覺，精神更集中就需要花更長時間才能進入深度睡眠狀態，其深度睡眠時間也會縮短。

二、**白天不要過多的小睡**：白天打盹不要超過20～30分鐘，且不能在下午3點後。

白天睡得過多，會減輕夜間睡眠欲望，產生輕度失眠的症狀。

三、不要開燈睡覺：生理時鐘是靠外界的光源、溫度等判斷時間的，開燈入睡會阻礙大腦放鬆。光線會阻礙褪黑激素的分泌，從而影響睡眠。

「睡」是最好的化妝品

人類把睡眠比作生命的源泉，只有好的睡眠才有美麗的存在，當失去了它你的美麗就會被盜走。美麗的女人要吃好飯、睡好覺才能讓美麗永駐，溫暖人生。醫界對睡眠有個巧妙的比喻——「年輕女子需要它，中年女人渴望它，年老婦女求之而不可得。」

在職場，不化妝是對別人的不尊重。而如果你缺乏睡眠，也就等於你根本沒有化妝，即使你真的搽了不少的化妝品。

「愛美之心，人皆有之」，對女人來說尤爲如此。女人天生愛美，然而卻總是抱怨留不住歲月的腳步，擋不住容顏的憔悴。女人們一生的事業就是堅持不懈地追求美麗，然後又絞盡腦汁地想盡辦法留住這份美麗。

其實，不用大肆去搜索美容產品，也不用在化妝品上下重金，只要你能保持充足的睡眠，就能光彩照人！這絕對不是誇誇其談，詩人拜倫說過：「早睡早起最能使美麗的臉鮮豔，並降低胭脂的價錢至少幾個冬天。」良好的睡眠往往是美麗的前提。

一旦睡眠品質不佳，皮膚立即就會給出信號，皮膚顏色晦暗，或顯得蒼白缺乏營養，同時皮下細胞迅速衰老，出現皺紋，甚至變粗糙，而且眼睛周圍皮膚色素也會發生異變，出現黑眼圈，還會使眼白混濁不清。如果長期睡眠不佳，會造成不利的後果。

有時候，雖然知道睡眠不足給我們帶來的創傷有多大，也努力讓自己變成一個睡美人，但是我們卻不知道如何去獲得睡眠帶來的美麗，因爲我們對睡眠的誤解太多太多。

當你睡眠充足的時候，你的皮膚會呈現光澤，但不是說，凡睡夠8小時就一定如此。對於你的肌膚來說，晚上11點至第二天凌晨4點鐘，這一段時間必須睡得很甜才好。這一段時間的熟睡，對於肌膚的保養是十分寶貴的。正因爲如此，美容專家才說：「美膚在夜晚誕生。」

睡眠充足對皮膚比任何化妝品都要好，這對中年女性尤其重要。因爲人到中年往往是人生最繁忙的時候，況且女性中年是皮膚變化最大的時期。對於過度疲勞與睡眠不足是必須避免的，否則會使你的皮膚失去光澤而老化，平添許多皺紋。相反，若是擁有充分的睡眠，不但消除了疲倦，皮膚也會緩過勁來，在你感到神清氣爽的同時，皮膚舒展潤澤，暫時形成的皺紋也會消失。疲倦是皮膚衰老的加速劑。

光滑、紅潤、富有彈性的皮膚，有賴於皮膚眞皮下組織微血管的充足營養供應。皮膚微血管暢通時，皮膚紅潤光澤；反之，則顏色晦暗，或顯得蒼白缺乏營養，以致皮下細胞迅速衰老、出現皺紋，甚至變得粗糙。一般來說，正處於青春發育期的少女，每天要睡足8小時，中年婦女每天應睡足7小時。經常熬夜對面容損害很大，所以如果晚上要工作到很晚才能睡的話，應午睡1～2小時，以保持精力充沛。

常言道：女人不因美麗而可愛，是因可愛而美麗。所以說，有的女性外表看起來並不很美麗，但如果朝氣蓬勃，精神煥發，就會有一種健康的美折射出來，使人產生與她接近的興趣。

加速衰老腳步的睡法

·**帶妝睡覺**：睡覺前不卸妝。皮膚上殘留的化妝品堵塞毛孔，造成汗腺分泌障礙，不僅容易誘發粉刺，而且時間長了還會損傷皮膚，使其衰老速度加快。

·**戴胸罩入睡**：戴胸罩入睡，讓乳房長時間受壓，淋巴回流受阻，有害物滯留乳房，會導致疾病，特別是誘發乳腺腫瘤。

·**帶飾物入睡**：金屬的飾物長期對皮膚磨損，不知不覺中會引起慢性吸收以至蓄積中毒；帶飾物睡覺會阻礙機體的循環，不利新陳代謝，這也是帶飾品的局部皮膚容易老化的原因。

·**微醉入睡**：應酬較多的職業女性常會伴著微醉入睡，睡前飲酒入睡後易出現窒息，容易罹患心臟病和高血壓等疾病。

・**睡前生氣**：睡前發怒，會使人心跳加快，呼吸急促，思緒萬千，以致難以入睡。

2 睡不好？你的臉蛋抗議了

隨著男女平等口號的提出，到現在為止，大多數女性擁有了她們希望擁有的工作、尊嚴、獨立、個性……當女人得到這一切的時候，她們也注定要失去另外一個重要的東西——時間。

相同的時間內，男人就只需要負責事業，而女人不同，她們將犧牲更多的時間去打拼工作、照顧孩子、照顧家庭，而被犧牲掉的時間，就可能是她們用來自我調養、享受和睡覺的時間。

睡覺時間被犧牲，絕對是女人最大的損失。睡眠的缺乏就相當於腸胃缺乏食物一樣，肌膚將因為缺少睡眠受到巨大的損傷，暗瘡、黑眼圈、色斑……隨之而來，這意味著將要用更多的時間人為地修復她們受損的肌膚。

暗瘡的護理

不少女性臉上都留下了暗瘡印，鼻頭又有很多黑頭，這些情況是油性皮膚的最大毛病。由於油脂分泌過多，阻塞毛細孔，加上空氣污穢物浮游，與油脂接觸後，會令毛孔油脂氧化變成黑頭；若再加上細菌滋生，毛囊發炎，便會發生暗瘡。

治療暗瘡最關鍵的是保持皮膚的清潔、毛孔的暢通，定期做臉部護理，儘量不用手亂擠；避免使用色彩品，特別是粉底；注意防曬。暗瘡是青少年時期最容易出現的皮膚症狀，如果護理不當，則會留下永久的印記。消除暗瘡印記則是非常困難的事情，所以，在暗瘡出現之時就好好護理，使其根治，就可以避免日後的大煩惱。

很多人認爲只要過了青少年時期就不會再遭遇暗瘡的襲擊，而疏於防範，實際上只要皮膚體質沒有發生改善，就永遠爲暗瘡創造著機會。

一旦臉上出現暗瘡，最直接的反應就是用手擠掉它，這是最錯誤的一種方法。正確護理暗瘡的方法應該是：

·**徹底地清潔肌膚**：在洗臉之前，應該徹底地清洗雙手；不要用刺激的肥皂洗臉，適合油性暗瘡皮膚使用的是中性洗面乳；定期使用磨砂膏去角質，提高淋巴、血液的流暢；收斂化粧水可以讓毛孔變細緻；通過對皮膚溫和按壓以及按摩可以提高淋巴、血液的流暢，且不會刺激皮膚，也不會使發炎現象再度蔓延。

·**調整消化道功能**：中醫認爲消化道功能不好，脾胃濕熱，上蒸肌膚，可以使痤瘡加重。所以應該保持大便通暢，有利於濕熱毒邪的排泄，養成每日大便的習慣，同時多吃粗糧和富含纖維素的食物，如芹菜、豆角、絲瓜、白菜等。如果長期便秘的話，可以每天用少量的番瀉葉泡茶喝。

·**改變飲食習慣**：痤瘡的發生主要和皮脂的旺盛分泌有很大關係，所以凡是能增加皮脂的食物都應該少吃，比如：油炸食品、肥肉、奶油、甜食等。另外，刺激性食物也應該儘量控制，如：飲酒、蔥、薑、蒜、辣椒、胡椒、香菜等。

睡前面膜，暗瘡跑光光

暗瘡肌膚雖然不能過多地使用化妝品，但是有的面膜能夠幫助護理，減輕症狀和殘留的印記——

·**香蕉敷面**：將去皮香蕉磨碎，用手指沾著塗面，20分鐘後用加少量水的鮮奶洗淨。這種方法適合任何一種皮膚，一週一次，可軟化角質，淨白皮膚。

·**紅酒蜂蜜面膜**：將一小杯紅酒加2～3勺蜂蜜調至濃稠的狀態後，均勻地敷在臉上，八成乾之後，用溫水沖洗乾淨。紅酒中的葡萄酒酸就是果酸，能夠促進角質新陳代謝，淡化色素，讓皮膚更白皙、光滑；而蜂蜜具有保濕和滋養的功能。

・**清爽面膜**：將綠豆、薏仁、白芷、滑石、天冬、金銀花等量磨成粉，再全部混合在一起；將中藥粉加適量的水調成糊狀；洗淨臉後將混合的敷料塗於臉上，敷約20分鐘就可以洗掉了。綠豆和薏仁除了能讓肌膚感到清爽，它本身還有退火、解毒的功效。

告別討厭的黑眼圈

熊貓眼長在熊貓臉上是國寶的象徵，但黑眼圈長在一位美女臉上，無論著裝有多麼時髦，妝容有多麼靚麗，無疑是最大的敗筆。黑眼圈是女人常見也是最不好解決的問題。雖然煙熏妝大行其道，但是卻沒有人會包容「天然黑眼圈」的存在。

對於大多數人來說，黑眼圈是由於經常熬夜，缺乏睡眠，過度用眼，致靜脈血管血流速度過於緩慢，眼部皮膚細胞供氧不足，靜脈血管中二氧化碳及代謝廢物積累過多，形成慢性缺氧，血液較暗並形成滯留造成眼部色素沉著。

黑眼圈是一種常見的困擾，它會讓人看起來很疲倦沒精神，很多人想要去之而後快。除去先天遺傳因素外，經常熬夜、抽煙飲酒或長時間用眼影響眼部血液循環，都會引致黑眼圈的產生。學習怎樣預防黑眼圈，才是最根本的解決之道。

注意以下生活細節——

1．最好不要長時間戴隱形眼鏡，因爲隱形眼鏡透氣度低，容易使眼睛疲勞，致使血液循環不暢。

2．保持體溫，因太冷的環境會令眼部血液不流通，產生黑眼圈的機會就高些。

3．多做有氧運動，使全身各個部位都能得到運動和鍛鍊。

4．保證在晚上10點到凌晨3點處於深睡狀態，血液循環系統在這個時間段處於最佳狀態。要知道熬夜才是黑眼圈產生的元兇。

5．塗乳液或敷面膜時使用電腦、手機都不宜，因爲輻射波會影響循環系統，令黑眼圈產生。

6．最好用不含雜質蒸餾水或冷開水清洗；用化妝棉球或柔軟的白棉毛巾輕抹肌膚；動作要輕柔，以免扯傷薄弱的皮膚；再用柔軟面巾輕按眼睛四周皮膚。

7．若因肝功能不好而導致黑眼圈，須吃芹菜、茼蒿等綠色蔬菜，水果則宜多吃柑橘類。

8．多喝白開水、紅棗水、蘿蔔汁或番茄汁，可以消除眼睛疲勞，有助加速血氣運行，有效地將體內廢物排出，減少淤血積聚，亦可減低因貧血導致的黑眼圈。

9．定時補充鐵元素及維生素C，如豬肝、菠菜、番茄等食物。

臨睡前突擊趕走黑眼圈

・熱雞蛋按摩法：雞蛋煮熟後去殼，用毛巾包裹住，合上雙眼用雞蛋按摩眼部四周，可加速血液循環。

・馬鈴薯含有大量的澱粉，可以補充眼部需要的營養，將馬鈴薯去皮洗淨，切成約2公分的厚片，外敷眼部5分鐘後，用清水洗淨。

・蘋果和柿子含豐富維生素C，用來敷眼，可以增強皮膚的新陳代謝。

・用泡過後擠出茶葉水的茶葉袋敷眼。

祛除色斑煩惱，還你靚麗容顏

正如人們常說的「一白遮百醜」，並不是說白色皮膚到底有多漂亮，而是因爲皮膚淨白的會讓人產生想親近的感覺，看上去也比一般人更可愛。所以，長相很多時候其實是被弱化的，人們第一直覺在乎的是皮膚，猶如我們會在乎事物的質感一樣。

如果皮膚佈滿了色斑、斑點的話，第一時間就會讓人覺得「髒髒的」，即使你的五官很精緻、美麗也會大打折扣。一旦出現了色斑，再好的化妝品也無濟於事，其實這不單單只是的皮膚問題，這些色斑也是內分泌不穩定時受到外界因素不良刺激引起的。

一、遺傳原因　異常染色體遺傳是雀斑主要原因。兒童5歲左右開始，就會出現色斑，以女性居多，春夏加重，秋冬減輕。

二、紫外線照射　日光中的紫外線照射是色斑形成的重要原因，當皮膚接受過多日光照射時，表皮就會產生更多的黑色素顆粒，可以吸收紫外線，保護人體免受傷害。這就是需要防曬的原因所在。而且，紫外線的照射還會引起黃褐斑、雀斑顏色加深。

三、內分泌原因　內分泌失調也是女性產生色斑的一個重要原因，經期和妊娠期的體內性激素水準的變化，會影響黑色素的產生。另外，內分泌不穩定時通常引起情緒不穩定，也會間接引起色斑形成。

四、生活習慣問題　壓力、偏食、睡眠不足等不良生活習慣也會令黑色素增加。所以睡眠時間不穩定的人，皮膚的代謝率也不佳，會影響黑色素顆粒的產生。

睡眠不足是一般人群常見的色斑形成的原因。由於睡眠不足，造成肌膚無法順利代謝，老化角質堆積在皮膚的表面，肌膚自然沒有光澤。長期熬夜之後，有些人的顴骨、眼下皮膚的斑點增多。這是因爲皮膚代謝減慢，白天積累的色素沉澱不能及時排出，睡眠不足打亂了內分泌，內分泌不穩定就會表現在皮膚上，加上電腦螢幕、燈光的輻射也會造成色素沉著。

祛斑是女人愛美事業中的重量級工程，睡前小運動，幫助深度睡眠——

擺動法：自由站立，全身放鬆，雙手在體前有節律地上下擺動，雙腿帶動身體進行有節律地抖動，10分鐘左右。

自我按摩：用手指推眼眶周圍，後揉太陽穴還有眉心等各2分鐘，然後揉按風池穴（頸椎兩側的下陷處）3分鐘。

深呼吸：睡覺前數自己呼吸的次數，同時做深長的呼吸，呼氣時儘量呼盡，吸氣時儘量吸足，吸氣時想像氣吸入腹部，吸氣呼氣都要緩慢。一般36次左右。

慢跑：臨睡前做一些如慢跑之類的輕微運動，可以促進體溫升高。30～40分鐘後睡覺的話，人將很容易進入深度睡眠，從而提高睡眠品質。

簡單的芳香療法：都市人往往因爲白天的壓力過大或太過緊張，到晚間仍是久久無法放鬆。借助減壓助眠的芳香療法，可以安定精神、安撫情緒、提升睡眠品質，不單是女士們，其實男士也不妨一試。

·在臉上下工夫——

去角質、再按摩：早上洗臉後可接著進行去角質，讓皮膚變得乾淨。之後再搭配使用臉部按摩霜，透過按摩手法可以幫助肌膚蘇醒，讓灰暗膚色重新變得明亮。

防曬不分時間和季節：如果經常晚上加班會在電腦前時間很久，或者所處環境的燈光較強，「少睡」美女一定要加用隔離或物理防曬來保護自己的皮膚，絕不能省略。

睡前的祛斑面膜

・**蘋果檸檬面膜**：蘋果去皮切塊，搗成泥狀，滴入1滴檸檬精油，敷面15～20分鐘後用熱毛巾洗乾淨即可。具有使皮膚細滑、滋潤、白皙的作用，還可改善暗瘡、雀斑、黑斑等症狀。

・**蜂蜜檸檬面膜**：雞蛋清一個，蜂蜜一小勺，檸檬精油1滴，橄欖油10滴、麵粉適量，混合後攪拌成膏狀，敷面後15～20分鐘取下，用溫水洗淨。堅持使用有較顯著的祛斑效果，並能使皮膚清爽、潤滑、細嫩，長期堅持能延緩皮膚衰老和去除色素。

・**番茄玫瑰面膜**：將番茄壓爛取汁，加入適量蜂蜜或牛奶，玫瑰或乳香精油1滴，加少許麵粉調成膏狀，塗於面部保持15分鐘左右取下，用溫水洗淨。牛奶中的豐富營養成分，可防止皮膚乾燥老化，並有美白效果，長期使用還具有祛斑除皺等功能。

拯救粗糙暗沉的肌膚

現代社會的女人即使事業再成功，化妝品再高級，也避免不了皮膚暗沉的問題。皮膚暗沉和黑眼圈、斑點不一樣的是，它所呈現出來的是精神面貌不佳，老是一副好像沒有睡醒的樣子。

細胞缺氧，代謝不暢，這跟現代人無規律的作息、缺少運動、飲食不健康、壓力過大很有關係。夏天因爲天氣濕熱，更容易引起人體循環失調，而且高溫日曬令皮膚裏的水分和養分更容易流失。人體短時間還可以抗拒睡眠不足導致的人體疲倦，但是皮膚的不良反應會直接表現出來。睡眠不足導致了血液循環減慢，血管收縮，限制了紅細胞數量，皮膚也因此變得蒼白而乾澀。

每個人肌膚體質是不一樣的，我們應該按照自己的肌膚體質來改善粗糙暗沉的現狀，對症下藥才能最快最徹底地解決肌膚問題。

◎酸性體質的肌膚——

酸性體質的人通常習慣大量攝取酸性食物，當酸性食物攝取過多時，體內血液的酸度增高，血液流通的速度減慢，皮膚的微循環不暢，容易導致油脂分泌紊亂，皮膚就會出現暗沉、沒有光澤，毛孔粗大，粗糙等現象。

·喚醒你的酸性肌膚　對於酸性體質的人來說，要改善皮膚問題，最關鍵是要改變皮膚的微循環，促進皮膚的新陳代謝。因此，每天清晨清潔肌膚時，分部位有重點地進行。先用醒膚水拍打皮脂分泌旺盛的T字部位，再用去脂力較弱的潔面乳按摩洗淨面頰部。拭乾水分後，爲皮膚噴上醒膚水，同時輕輕拍打。

·營養按摩　按摩可以起到強化血液循環、促進皮膚新陳代謝的作用，但是在皮膚缺乏營養的狀態下按摩，卻容易導致皮膚疲憊乾燥。將營養型按摩霜在手心搓熱，再與皮膚接觸，借助加溫的這個小動作，可以幫助皮膚更好地吸收按摩霜中的營養。

·先補水再保濕　酸性體質的人血液流動的速度較慢，皮膚水分不足，一定要先補水，再用保濕乳液增強皮膚抗乾燥能力，最後用防曬隔離霜。爲了讓酸性皮膚得到充足的水分補充，每週至少應該使用兩次深層補水面膜。

·加強抗氧化、多效隔離　酸性體質的人，皮膚容易受外界環境影響，特別需要抗氧化。超強過濾防護膜能有效地隔離惡劣環境和彩妝的侵害，淨化內層肌膚組織，幫助修復紫外線造成的皮膚問題，抑制黑色素的形成，淡化色斑，還可爲皮膚提供輕盈透氣的呵護。

·抗敏防曬同時進行　容易敏感的酸性體質，無論肌膚性質如何，最好都使用抗敏型的防曬產品，提升皮膚對抗外界刺激的免疫力，防患於未然。

◎鹼性體質的皮膚問題——

強鹼性體質的人，皮膚細胞的更替速度很快，腺體分泌旺盛，汗液大量分泌，使皮脂腺酸度減低，皮膚趨向鹼性時，皮膚抗病能力就會下降，同時細菌易於侵入，容易感染皮膚病。

・選擇弱酸性洗面乳　對於強鹼皮膚來說，保護皮膚最重要的一點是保持皮膚的清潔，經常洗浴，避免過多的汗液和分泌物刺激皮膚。鹼性體質的人宜選用弱酸性潔面乳液，此外，潔面時亦不應使用潔面刷、海綿或絲瓜絡，以免因摩擦而造成敏感。

・爽膚　強鹼性體質的人，代謝速度快，皮膚不僅容易油膩，而且會比酸性體質的人更容易顯得粗糙。每天堅持使用性質溫和且不含酒精、香料的爽膚水，潔面後用食指、中指及無名指指腹輕彈在皮膚表面，可令皮膚保持柔嫩。

・重點清洗　只要不是乾性膚質，就有必要在T字部位進行重點清潔。尤其在毛孔粗大的局部，用深層清潔按摩膏，誘出油脂，再用清水洗乾淨。

・使用精華液　精華液提取自各種生物中之精華成分，活性極高，對於修復皮膚療效非常迅速，還能幫助皮膚平衡pH值。

・控油是關鍵　即使是秋冬季節，也要使用控油配方的日霜。同時還要注意鎖水，給皮膚高度保濕，以減少因乾燥而造成的癢痛。

睡前三件事喚醒沉睡肌膚

一、多補充維生素：缺乏維生素，皮膚容易粗糙乾枯，從而引致皮膚炎症、脫皮等敏感症狀。在含豐富維生素的蔬果中，梨與奇異果是首選，多吃可以增加酸性皮膚組織的抗敏感能力。

二、洗臉：洗個冷熱水交替的臉，或者用冰水直接敷臉；用棉片蘸取冰過的脫脂牛奶敷眼睛。

三、去死皮：使用去死皮素，它們含有肌膚軟化劑，能夠吸附在表層的角質細胞上，然後在清潔的過程中將它們從肌膚上帶走。

3 從不發胖的「睡美人」

好好睡，身材才會一級棒

這是一個以瘦爲美的時代，雖然這種觀點遭到很多人士的反對，但是依然沒有阻止女人減肥的狂熱。爲了使自己看起來更美一些，多數女性都比較注重自己的身材，希望自己看起來苗條而有曲線美。一些自認爲身材不夠完美的女性就想盡各種辦法去減肥，甚至是極端的手段，於是又引發了一系列的唇槍舌劍。

而事實證明，瘦也是一種健康！爲了健康我們更應該健康的瘦身。調整飲食結構，參與極限運動、有氧運動，冥想靜坐、旅行……一時間都打著健康瘦身的旗子，讓女性趨之若鶩。然而，她們忘記了，睡眠其實是最好最方便的瘦身方法。

很多職業女性上班時奔走於職場，下班又要參加各種應酬，晚上回家還要加班，導致自己睡眠時間嚴重減少。多數女性甚至認爲，體力上的透支，包括減少飲食、過度勞累、睡眠減少總會讓人減重。殊不知，睡眠減少與肥胖有著及其密切的聯繫。

平均來說，每晚睡眠時間低於5小時的成年女性，她們的體重平均要比那些睡眠達到7小時的女性重10克左右。每晚睡眠6小時的成年女性，體重則要比睡眠7小時的女性重7.5克左右。每天睡眠時間爲6小時的女性與睡7小時的女性相比，體重大幅度增加的比率高12%。

睡眠不足的人普遍健康意識淡薄、飲食單調、運動不足。雖然睡眠在7小時的人比只睡5小時的人吃的更多，但睡眠不足使人的卡路里代謝效率低下，這是導致體重增加的主要原因。同時，睡眠長期不足令荷爾蒙分泌失衡，食欲大增，睡得少的人因經常進食而令體重增加。

專家提醒正在致力於減肥的女性，要想瘦，其實不用費心費力地去折磨自己，只要保持充足的睡眠，高品質的睡眠就能還你一副窈窕動人的好身材。專家指出，人在睡眠時，體內會釋放出一種特殊的化學物質，這種物質有助於消解脂肪，而且能夠把「飽」的信號傳遞給神經，被業界人士稱作「瘦身素」。睡眠不足可能影響白天幫助消耗熱量的荷爾蒙的分泌，所以每天睡7～8小時更健康。

現在女性瘦身普遍存在一些誤區，如過度節食、只吃蔬果，不吃主食、用營養劑代替正餐、只靠零食充饑、單一的素食。正是因爲這樣的錯誤認識，讓很多女性忙於減肥卻是越減越肥。

其實，一個人如果連續兩天平均只睡4個小時，那麼其體內負責饑餓感的荷爾蒙就會增加近一倍，而調節體內脂肪含量和食欲的荷爾蒙就會相對減少。從而造成肥胖，並且不容易消除。

研究表明，人體內血紅蛋白中有一種「瘦蛋白」，它可以降低人們的食欲並影響大腦決定應該吃多少東西。足夠的睡眠會使這種蛋白增加，從而使人們吃更少的食物。研究人員說，其實人們在清醒的時候會更多地加餐進食，從而使本該燃燒的脂肪堆積起來。

怎樣吃晚餐既幫助睡眠又減肥

・適宜睡前進食的蔬菜：黃瓜、白蘿蔔、韭菜、冬瓜具有促進脂肪類物質更好地進行新陳代謝作用，避免脂肪在皮下堆積，有助於抑制各種食物中的碳水化合物在體內轉化爲脂肪。

・**晚飯要吃得少**：有研究表明，晚餐少吃，有助於減少消化器官的壓力，容易入睡。因此，正確的晚餐應該吃七八分飽，以自我感覺不餓但還想吃點時爲宜。而且，晚飯吃得少，還有利於減肥。

睡眠才是肥胖的眞凶

女人總是想越瘦越好，所以即使一個骨瘦如柴的「紙片人」，依然堅持在瘦身的道路上。女人追求美麗，就像男人追逐成就一般。但是爲什麼現在大多數人都認爲——瘦就是美呢？

如果按照科學的體重計算方式計算，很多人都屬於正常的範圍，和肥胖離著十萬八千里的距離。但是每一個女人都有自己的標準，總是以旁人作爲自己的標準去要求自己，比如某一個公認瘦而美的明星。男人總是抱怨錢永遠賺不夠，大部分女人抱怨的永遠都是不夠瘦！

造成肥胖的因素很多，比如：甜食、速食、酒精，失業、失戀、失去朋友和親人、饑餓、壓力、憂鬱、狂躁……女人幾乎把肥胖當成這輩子最大的敵人，但是她們忽略了睡眠才是肥胖的眞凶。

睡眠不足不僅會導致人們白天精力不足，影響正常工作和生活，也可以增加饑餓感，因爲睡眠不足影響了人體激素分泌，尤其影響那些與食欲和飽腹感有關的激素——生長激素釋放肽是一種由胃釋放的饑餓信號。研究人員發現，比起睡眠時間達到8小時的人，每晚睡眠僅有5小時的人體內生長激素釋放肽的比例高出15%。失眠還會導致那些抑制高熱量食物攝入的激素分泌水準下降。

每晚睡眠4小時或不足4小時的人群，在碳水化合物的處理上會相對困難一些。在極度疲勞時，體內不僅缺乏每日所需的維持正常呼吸、心跳等基本生理功能的能量，也缺乏燃燒卡路里所需的能量，此時新陳代謝的速度會自動放慢，脂肪乘機堆積。

除了睡得少，不良的睡眠習慣也會讓人在無形中發胖。如果你睡得很晚，即使是很晚才起床，睡眠的時間很長，對減肥也是不利的。因爲錯過了睡眠的黃金時間，導致生理時鐘發生混亂。一方面體內的毒素很難正常的排出體外，另一方面起床晚也會影響一天的新陳代謝，導致生理時鐘延遲發揮作用。這些就是脂肪堆積無法被消解的重要原因。

找到肥胖原因，是減肥瘦身的第一步；制定適合自己體質的減肥方式才是瘦身成功的關鍵。

・如果你是熱性體質　熱性體質的人通常易流汗，所以一般都不會有水腫問題，但很容易因飲食過量，出現便秘的現象，大量的宿便積存導致腹部肥胖。

熱性體質的人減肥的關鍵在於解決便秘的問題，要在食量方面多加節制，多吃屬涼性而纖維較多的蔬菜，幫助消化，清除毒素，例如：蘑菇和苦瓜。

・如果你屬於寒性體質　寒性的人因爲其血液循環不好，所以容易手腳冰冷，但他們卻偏偏不愛多做運動，又怕冷，唯有常常利用食物讓自己身體增加熱量。

要改善這情況，就要先從食物著手，選擇屬熱性的食物，例如：菠菜和洋蔥。平衡體質，繼而配合適量的運動，才可以擁有美好身段。

睡覺是為了變瘦

・腹式呼吸法　仰臥在床上，在腹部放上1～2公斤的東西，如一本厚2寸的書，然後吸氣，使腹部脹氣，再呼氣，使腹部收縮。每日早晚各一次，每次5～10分鐘，會有意想不到的效果。

・擺脫壓力困擾　長時間地承受壓力會使荷爾蒙混亂，刺激脂肪細胞深入腹部，使脂肪堆積，致使體重增加。所以應該有自己的業餘愛好，讓自己每天有10～15分鐘的時間恢復自己的體能，享受其中無窮的樂趣。

．**營造舒適的睡眠環境**　臨睡前最好做一些放鬆的事情，比如簡單運動、按摩、聽舒緩的音樂，保證充足的睡眠，這樣就可以輕鬆地做一個不發胖的「睡美人」了。

4 睡好女性生理期

生理期與睡有關

作爲女人，一聽到「生理期」三個字，你的腦子裏浮現出來的是不是經痛、情緒不穩、身體慵懶、皮膚糟糕、心情糟糕這些詞語？反正沒有一件值得高興的事經專家研究發現，生理期時會出現這些問題是因爲在腦垂體激素控制下，女性體內雌性激素減少。雌性激素是女性保持皮膚彈性和光澤的重要原因之一，在生理期雌性激素相對減少，而分泌旺盛的雄性激素會刺激皮脂腺分泌更多的油脂，造成毛孔阻塞，從而形成暗瘡、斑點、黑眼圈。如果睡眠充足，在一定程度上緩解這些症狀。那麼你了解女性在生理期也與「睡」有關嗎？

．**嗜睡**　嗜睡是指女性在生理期間，一直處於想睡覺，睡不醒的現象。中醫學認爲，經期嗜睡多由脾虛濕困、氣血不足、或腎精虧損所致。

而且，生理期間的嗜睡病象與女性個體的體質稟賦也有一定關係。醫生認爲，平素體胖、浮腫、貧血或大便偏稀的女性，在月經來潮前就會感到睏倦乏力，只想睡覺，甚至迷糊不醒。

·失眠　與嗜睡相反，有一部分女性會出現失眠、頭疼等輕度神經系統不穩定症狀。醫生認爲是女性在月經初期體內雌激素減少造成的，屬於正常的生理現象，並不是疾病的徵兆。

失眠也可能引起月經失調，表現爲月經週期不對，出血量異常，或者是月經前、月經時的腹痛。如果月經長期處於紊亂狀態的話，會誘發多種疾病，嚴重影響健康。

在生理期間，更應該注重皮膚的保養，避免讓糟糕的「面部表情」嚴重影響心情，加重經痛的現象。

月經前期、月經期、排卵期是女性皮膚的三大敏感時期，在這些敏感時期內應盡可能避免使用含酒精、香料等刺激性的化妝品，不宜採用磨砂、去死皮護理手段，若需做皮膚護理時，也應嚴格按照敏感性皮膚予以安排處理。

·生理期的前期、經期　生理期是女性機體免疫力最爲薄弱的時期，因爲女性體內激素水準較低、皮膚水含量不足，皮膚因而粗糙灰暗處於休整階段。在這期間，應盡可能減少化妝品的使用頻率，因爲經期皮膚的敏感性增強，容易出現過敏反應。

要注意休息，保證充足的睡眠，如確實需要可少量使用乳液類護膚品。每日用溫水清潔皮膚2～3次，適當地用一些清潔霜，並按摩皮膚，以加強血液循環。

‧月經後期 屬於修復期，這一時期由於體內雌激素水準逐漸增高，水分被大量滯留於細胞內，同時雌激素又抑制了皮脂的過度分泌，使得皮膚細膩光滑。所以月經後期及增生期是女性皮膚的最佳表現時期，也是皮膚護理及補充皮膚營養的大好時機。這一時期進行皮膚的護理，如去死皮、按摩、導入、敷面膜，不僅安全、不易過敏，而且營養效果也好，所以該時期使用護膚品應以營養類為主。

睡夢助你平和度過「那幾天」

女性處於自己的特殊時期，總避免不了失眠的困擾。實際上在生理期前補充維生素B群，對經前緊張症有顯著療效。此種維生素能夠穩定情緒，幫助睡眠，使人第二天精力充沛，並能減輕腹部疼痛。比如香蕉中維生素B群含量較多，痛經女性不妨多吃一些。另外，睡前喝一杯加一勺蜂蜜的熱牛奶，即可緩解甚至消除經痛之苦，幫助睡眠。

在生理期間，保持充足的睡眠，是最為關鍵的環節。只要解決了生理期間痛經的症狀，也就相當於給睡眠做了良好的保障。在生活中有很多小方法可以讓你的那幾天輕鬆度過，絲毫不會為此痛苦和失眠：

・保持飲食均衡　少吃過甜或鹹的食物，因爲它們會使你脹氣並且行動遲緩，應多吃蔬菜、水果、雞肉、魚肉，並儘量少量多餐。

・補充礦物質　鈣、鉀及鎂礦物質，能幫助緩解經痛。專家發現，服用鈣質的女性，比未服用的少經痛。鎂也很重要，因爲它能幫助身體有效地吸收鈣。

・少食含咖啡因的食物　咖啡、茶、巧克力中所含的咖啡因，會使你神經緊張，可能促成月經期間的不適，咖啡所含的油脂也會刺激小腸。

・保持溫暖　保持身體暖和將加速血液循環，並鬆弛肌肉，尤其是痙攣及充血的骨盆部位。同時應多喝熱水，也可在腹部放置暖暖包。

推薦兩款日常飲食中簡單易做的美食，能有顯著效果緩解經期失眠的現象——

黑糯米紅棗粥：黑糯米洗乾淨後，用水泡8～10小時。再次洗淨後，加入龍眼、紅棗、蓮子。加入適量水，用燉鍋熬成粥。每次吃之前，小碗盛出用微波爐加熱兩分鐘。

養血養顏湯：白木耳12克，雪梨2個，南北杏各10克，蜜棗4枚，川貝母3克，冰糖適量。雪梨去核後切成四塊，連同其他食材煲1～1.5個小時，加一點冰糖。

因爲生理週期影響失眠的女性，可以問診中醫，服用一些調理經血，緩解生理期疼痛和不適的中藥湯水，同時生理期內千萬不要熬夜，這個壞習慣對身體損傷是加倍的。

在生理期間，伴隨著出血，月經引起機體經常性地失血與造血，使女性的循環系統和造血系統得到了一種「鍛鍊」，能夠較快製造出新的血液以補足所失血液。但是痛經也是時常發生的現象，當痛經開始時，用牛奶或食物一起服用止痛藥，效果好的止痛藥會在20～30分鐘後起效，並持續12小時止痛，但這種止痛藥不應該長期服用。

生理期應該注意些什麼？

・防止過度勞累　經期要注意合理安排作息時間，避免劇烈運動與體力勞動，做到勞逸結合，保證睡眠。

・避免情緒激動　經期應與平時一樣保持心情愉快，防止情緒波動。情緒激動、抑鬱憤怒常使氣滯進而導致月經後期痛經、閉經，造成失眠的症狀，所以保持穩定的情緒，保證充足的睡眠才是最重要的。

・多飲水　經期應適當多飲白開水，不宜飲濃茶，同時經期最好不飲酒、吸煙、吃刺激性強的食物。因為濃茶含咖啡因較高，能刺激神經和心血管，容易導致痛經、經期延長或出血過多；同時茶中的鞣酸在腸道與食物中的鐵結合，會發生沉澱，影響鐵質吸收、引起貧血，不僅會造成經期的營養不良，還會嚴重影響睡眠。

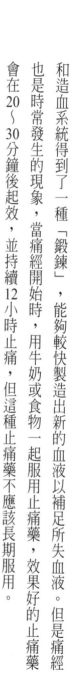

第七章

人到老年更需睡

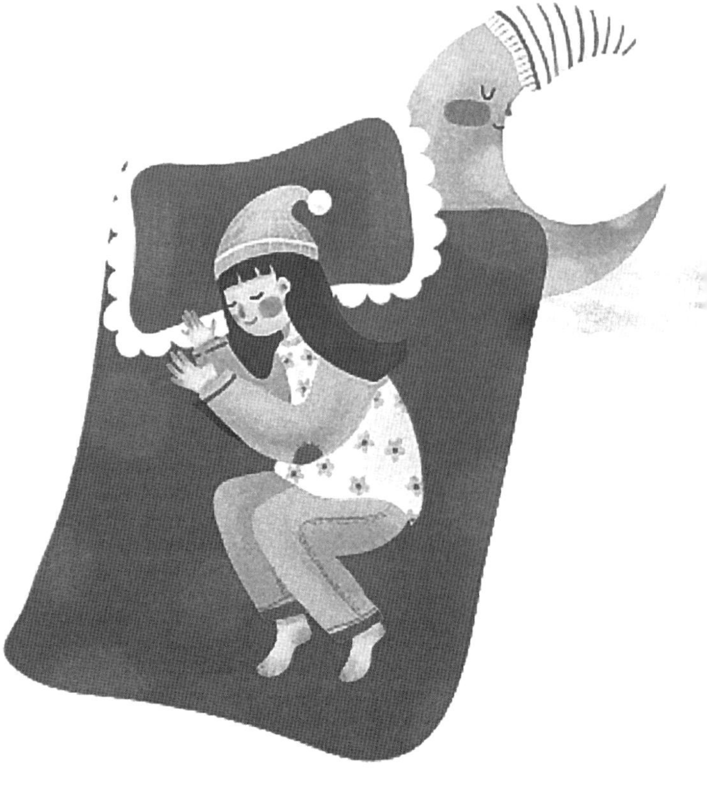

人到老年更需睡

1 活到老，睡到老

老祖宗口中的「睡養生」之道

睡眠是保證人體基本運行的一項重要生理活動。老人和年輕人在體力上是無法相提並論的，身體機能的疲勞需要更多時間的休息才能得到緩解。在細胞再生能力衰退的情況下，老年人的新陳代謝隨之變得緩慢，對於能量的轉化也不再像年輕時那樣積極。

所以，年輕時養成的睡眠的習慣並不適合老年時期。在年輕的時候，我們提倡的是「早睡早起」，但是對於老人來講，應該根據目前身體的狀況和季節的變化來調整自己的睡眠習慣。中醫認爲，根據時節來調整睡眠習慣，能讓老人獲得更充足的睡眠。

春季，萬物復蘇，細菌繁殖也相對較強，空氣的流動性更強，老人應該入夜即睡，適當早起；夏季陽氣旺盛，晝長夜短，最好是稍微晚睡，適當早起；秋季陽氣收斂，適合早睡早起；冬季是陰氣極重的季節，自然界生物處於冬眠狀態，正是人體休養的好時節。所以，冬季的起居，應該與太陽同步，早睡遲起，避寒就暖。

什麼是子午覺呢？子時是夜間11點至凌晨1點，午時是白天11點～13點。這兩個時辰身體在造血，適合休息。睡晚覺和午覺不要顛倒了，中午打個盹，晚上不熬夜，最好12點前就要睡覺。有人說，白天我多睡會，晚上多幹點活。其實這樣陰陽顛倒，會嚴重影響經絡運行。人和大自然都是有生理時鐘的，按照這個鐘點走，人才能經絡通暢。醫生建議老人應該養成這樣的習慣。

人進入老年之後，不僅是睡眠習慣，就連飲食習慣也應該隨著年齡增長而改變。適合老人的飲食才能讓食物最好的發揮功效，同時更好的幫助睡眠，達到養生的效果。

總的來說，晚餐不宜過飽，對睡眠最有利；晚餐什麼時候吃、吃多少也是影響睡眠的重要因素。研究證明，如果一個人想在晚上10點鐘睡覺，三餐的比例最好爲4：4：2，這樣既能保證活動時能量的供給，又能在睡眠中讓胃腸得到休息。

另外，晚飯最好安排在睡前4小時左右。吃飽就睡會讓廢氣滯留，影響睡眠。神經衰弱的人晚餐應吃單一味道的食物，不要五味混著吃；食物的冷熱要均勻。所以說，養成良好的飲食習慣，更有助於睡眠。

飲食不能過於清淡，很多老人的飲食極爲清淡，而且長期吃素，這樣單一的飲食結構，會讓營養得不到徹底的吸收，無法滿足身體的需求。任何食物的進食都不能過於極端，食物只有在相互作用的情況下，才能給人體提供最好的營養價值。

適合老人食用又能夠幫助他們睡眠的食物——

．**牛奶**：牛奶中含有兩種催眠物質：一種是色氨酸，能促進大腦神經細胞分泌，使人昏昏欲睡；另一種是對生理功能具有調節作用的肽類，具有麻醉、鎮痛的作用，讓人體徹底放輕鬆，有利於解除疲勞並入睡。

．**小米**：在所有穀物中，小米含色氨酸最爲豐富。此外，小米含有大量澱粉，吃後容易讓人產生溫飽感，可以促進胰島素的分泌，提高進入腦內的色氨酸數量。

．**蜂蜜**：蜂蜜有補中益氣、安五臟、合百藥的功效，要想睡得好，臨睡前喝一杯蜂蜜水可以起到一定的作用。

爲什麼年紀越大睡眠越困難

時常聽見一些老人說，睡不著、半夜經常醒來、夢境增多……年輕人都會一笑而過，在他們看來，老人沒有任何需要操心的東西，怎麼可能睡不著？實際上，醫學界已經證明：由年老帶來的全身和大腦皮質生理變化，導致老人的睡眠時間越來越短暫。老人的失眠和年輕人的失眠是有所不同的，醫生認爲老人失眠的根本原因在於腎虛，致病之本在於血淤。

醫生建議，要改善老人的失眠症，應該從改善老人全身和大腦生理衰退狀況爲主，補腎、活血是治療的關鍵。

在中醫補腎藥中，有不少藥物具有調血脂、抗動脈硬化的作用，如：何首烏、桑寄生、杜仲、枸杞、菊花、決明子、黃精、玉竹、生熟地、山萸肉、靈芝、冬蟲夏草、絞股藍、黃芪、淫羊藿、葛根、鹿銜草、菟絲子等；而丹參、當歸、川芎、地龍、元胡，不僅能夠活血化淤，還有鎮靜催眠的作用；合歡花、夜交藤、五味子、天麻、益智本身就是用來助眠的藥材，也有補腎健腦的作用。

除去老人身體本身的原因，也不能排除其他客觀的原因導致失眠——

一、神經細胞隨年齡的增長而減少。睡眠是腦部的一種活動現象，由於老年人神經細胞的減少，自然就會引起老人睡眠障礙，失眠只是一種常見的症狀。

二、隨著年齡的增長，腦動脈硬化程度逐漸加重，伴隨一些疾病的出現，都可使腦部血流量減少，引起腦代謝失調而產生失眠。

三、各種的心理社會因素，均可引起老年人的思考、不安、懷念、憂傷、煩惱、焦慮、痛苦等。或者擔心自己「一覺不醒」會讓老人心理壓力增大，胡思亂想引起失眠。

四、嘈雜的環境，白天睡眠過多，都會使老年人難以入睡。環境雜亂不寧，還易將睡眠淺的老人吵醒而不能再次入睡。

五、睡前服用的某些藥物，可能會引起神經興奮的藥物引起噩夢，擾亂睡眠；增加夜尿次數，造成再度入睡困難。

初退休的睡眠經

如果說，人到老年失眠是一種必然的話，那麼就應該提前做好及時的預防，推遲失眠症的到來。睡得好、吃得好、精神好才是老年人應該有的生活面貌。

·**白天不要睡得太多**：老年人儘量在白天堅持清醒狀態，進行運動，晚上才有睡意，入睡容易，而且可以延長睡眠時間。當然，並不是白天不能少睡，在下午1～2點有睡意時，可少睡片刻，但最好不要超過1個小時。

·**減少看電視的時間**：老年人應避免一直坐在家裏看電視，千萬不要躺在沙發上一直看到播送「晚安曲」才睡覺，這樣容易造成睡眠品質降低，甚至失眠。睡覺之前最好洗個澡或者散個步，促使神經放鬆而促進睡眠。

·**調整心態**：退休後，原先的生活節奏改變了，地位也發生很大的變化，此時應儘快調整心態適應並形成新的生活模式。定期做全身體檢查，對於疾病要做及時地預防和治療，不可自己隨便購買藥物控制，進入老年更要保持一顆平靜寬容的心，樂觀地面對生活。

打敗失眠的「七種武器」

▲武器之一：改善環境

睡眠環境包括飲食結構、睡眠習慣、室外環境、室內環境。這些都應該隨著一個人年齡的變化而隨時在發生變化，一些好的習慣也不能運用一生。不過要糾正一個行爲並不是一件容易的事情，因爲壞習慣總是越來越頑固，而且某些外在環境因素是無法改變的，所以對於不能改變的就要儘量去適應，比如室外的一切噪音，鄰居的生活方式。不過只要自己能夠堅持不懈地去進行改善和適應，睡眠就能得到改善。

▲武器之二：傾聽別人的意見

與不同的人討論自己的睡眠問題，比如醫生、朋友、鄰居，這樣你就會得到不同的建議，你可以從中選取你眞正需要的方法。即使每個人的建議是不一樣的，你卻可以從中找到適合你的一種方法，因爲你自己最清楚你需要什麼樣的方法來幫助你。

▲武器之三：堅定自己的意志

要改變和適應一些新的東西非常不容易，但是當你找到適合治療自己失眠的方法之後，一定要堅持下去，因為如果中途放棄的話，只能讓失眠越來越困擾自己，最終會引發更多的不舒服，甚至是嚴重的疾病。

▲武器之四：尋求家人的幫助

尋求家人的幫助和協調，因為有的環境是需要大家一起創造的，家人的理解和配合會讓事情進展得更加順利。

▲武器之五：適用於失眠老人的食療方法

·**豬心棗仁湯**：適用於治療心肝血虛引起的心悸不寧、失眠多夢、記憶力減退。

〔原料〕豬心、酸棗仁、茯苓、遠志。

〔做法〕把豬心切成兩半，洗乾淨，放入鍋內，然後把洗乾淨的酸棗仁、茯苓、遠志一併放入，加入適量水置火上，燒開後撇去浮沫，再改為小火燉至豬心熟透後即成。

·**天麻什錦飯**：有健腦強身、鎮靜安眠的功效，可治頭暈眼花、失眠多夢、健忘。

〔原料〕天麻、粳米、雞肉、竹筍、胡蘿蔔、香菇、芋頭、醬油、料酒、白糖。

〔做法〕將天麻浸泡1小時左右，使其柔軟，然後把雞肉切成碎末，竹筍及洗乾淨的胡蘿蔔切成小片；芋頭去皮，同水發香菇洗淨，切成細絲。粳米洗淨入鍋中，放入白糖等調味品，用小火煮成稠飯狀即可。

·**龍眼冰糖茶**：用於思慮過度、精神不振、失眠多夢、心悸健忘等病症治療。

〔原料〕龍眼肉、冰糖。

〔做法〕把龍眼肉，同冰糖放入杯中，加入沸水，加蓋燜一會兒，即可飲用。

▲武器之六：服用安眠藥

良好的安眠藥是幫助失眠患者改善睡眠的有效手段，能避免失眠對生命健康的嚴重危害。但是常用安眠藥不僅會引起抗藥性，而且容易造成肝損傷，應在醫生的指導下正確使用。

▲武器之七：保持好心情

輕鬆愉快的心情是老人保證睡眠的前提。有些老人會認爲缺乏睡眠或者失眠症狀是老年人常有和正常的症狀，他們對此習以爲常；而有的人會對自己進行強烈的自我心理暗示，加重不良症狀，並且頑固不可改善。

小妙招讓老人睡得更好

·熱水泡腳　睡覺前，用熱水泡腳15～20分鐘。泡腳會使老年人足部血管擴張，從而減少供給頭部的血液，使大腦的興奮性降低，能起到催眠作用。熱水泡腳還能解除老年人下肢酸痛，使身體產生輕鬆舒適感，幫助入睡。

·自我按摩　睡前仰臥床上，右手按左手並壓在腹壁上，先順時針方向繞臍揉腹，一邊揉一邊默念計數，揉100次。再換用左手按在右手上，反方向揉100次停止，此時便會有倦意。

・**寢具方面**　床鋪不要太軟，被子不能蓋得過多，枕頭不能太高。最好不要長時間使用電熱毯、空調。

2 睡眠中的身體大改觀

睡能直接作用心腦血管

心腦血管疾病是當代威脅老人生命健康的主要疾病之一，而睡眠是人的基本需要，是一種週期性的可選擇的靜息現象，是生命過程中不可缺少的環節，通過睡眠可使人體的精神和體力得以恢復，腦細胞的功能得以保護，這對心腦血管疾病患者尤爲重要。

如若發生睡眠障礙，可導致疲乏無力，精力不集中，學習和記憶力下降，血壓升高，甚至出現心律失常。如長期失眠，身體處於覺醒狀態，還可導致精神錯亂，腦出血，最終危及生命。因此，患有心腦血管疾病的病人，更需要一個良好的睡眠，對於維持生命活動、促進疾病早日康復具有重要的意義。

心腦血管疾病患者一天的睡眠不應少於7～8小時，最好採用右側臥位。睡覺時，可以適當墊高下肢，使其稍高於心臟的位置，這樣有利於微循環的改善。睡前服用小劑量阿司匹靈，可以防止血小板的聚集，防止血栓形成。要常在枕頭邊放上硝酸甘油或亞硝酸異戊酯等抗心絞痛藥物。

心腦血管疾病也影響著患者本身的睡眠品質。一般來講，長期失眠可能引發心腦血管疾病，而患有此種疾病的人，絕對不會有好的睡眠，睡眠品質無法達到身體的需要。所以，在日常生活中也應該及時預防心腦疾病的發生。減少失眠，也就減少了疾病。

日常生活中預防心腦血管疾病的方法如下——

一、健康的生活方式　世界衛生組織提出的健康四大基石是——「合理飲食，戒煙限酒，適量運動，心理平衡」。實踐證明，堅持健康生活方式10年以上，可以顯著降低50％左右的心腦血管病風險。

二、積極控制已知的危險因素　對於已經患有高血壓、高血脂、糖尿病等疾病的人，應該積極地在醫生的指導下將血壓、血脂、血糖控制在正常水準，以免發生心腦血管意外。

三、定期體檢　血管硬化、心腦血管病的發病和年齡有很大的關係，因此，所有人都應該有定期進行體檢的習慣，尤其是年齡超過40歲的人，每年至少應該接受一次全面的體檢，這樣就可以在早期發現這類疾病，從而早期治療，避免發生意外。

四、心腦血管病的基本常識　注意發病預兆，比如反覆出現短暫的胸悶、頭暈、眩暈、無力等輕微的症狀，此時如果能及時求醫，及時地發現和治療，就可以避免發生不可挽回的悲劇。

疾病與睡眠

爲了心腦血管的健康

·**儘量少吃胡椒**：胡椒辛熱、性燥，肝火偏旺或陰虛體熱的人，應避免多食。發熱性疾病及心腦血管疾病患者也不宜食用，胡椒會刺激神經而影響睡眠。

·**適量地攝入動物脂肪**：雖然攝入動物脂肪過多會引起高脂血症，導致動脈粥樣硬化症的發生，但動物脂肪中也含有對心血管系統有利的成分，這些物質能改善動脈的營養和結構，具有對抗動脈粥樣硬化的作用。素食者完全拒絕動物脂肪的攝入，對預防心腦血管疾病不利。

·**適量食用食鹽**：鹽不可缺少，但不宜吃得過重，世界衛生組織推薦健康人每日吃鹽量不宜超過6克。因爲食鹽過多不僅會讓人在夜間起床喝水而影響睡眠，還會加重心腦血管的負擔而誘發疾病。

冠心病患者的「良藥」

充足的睡眠能幫助機體消除疲勞和儲備能源，保護大腦，增強免疫。相反的，睡眠時間不足，如熬夜、失眠會減弱人體免疫功能，降低抵禦疾病的能力，危害老人的健康。長期熬夜或失眠的老人處於不正常的興奮狀態，一天中體內各種激素的分泌量，較早睡早起的人高出約50％，極易導致冠心病。

肥胖是冠心病的溫床。過度的體重增加，可使心臟負荷和血壓均上升。高熱能的飲食攝入習慣，使血脂、血壓水準增高，導致冠狀動脈粥樣硬化形成並加重。肥胖後體力活動減少，妨礙了冠狀動脈粥樣硬化病變者側支循環的形成，可加重冠心病病情。

睡眠的姿勢也會對心臟產生影響。我們經常採用的睡眠姿勢有仰面直腿，左側面、右側面屈腿，而最好的姿勢是右側面屈膝而臥，因爲這樣對心臟的壓力最小，這恰恰符合「臥如弓」的古訓。冠心病患者本身的心臟功能不好，而夜間又是冠心病的高發時間，因此冠心病患者更應該選擇正確的睡姿。

冠心病中重度心絞痛患者，或冠心病心功能不全的患者，爲減輕心臟負擔，應該選用頭高腳低位，將頭部和胸部墊高，這樣可以減輕流回到心臟的血液，減少心臟的負擔，對病情有益。如果使用的是可以搖起的床，那麼可以根據患者的感覺適當地將床搖起，一般搖起10～15度，這樣也可以減少冠心病的發病。

老年人莫貪睡，心臟病須防備

心臟是一個強壯的、不知疲倦的、努力工作的人體發電機。如果按一個人心臟平均每分鐘跳70次、壽命70歲計算的話，一個人的一生中，心臟就要跳動近26億次。

心臟病是人類健康的頭號殺手。全世界⅓的人口死亡是因心臟病引起的，而我國，每年有幾十萬人死於心臟病。心臟病高發人群集中在年齡大於45歲的男性和年齡大於55歲的女性，以及吸煙者、高血壓患者、糖尿病患者、高膽固醇血症患者、有家族遺傳病史患者、肥胖者、缺乏運動或工作緊張者。

心臟病老人會出現一些神經精神症狀，如：急躁、易怒、激惹、失眠、情緒不穩等，不但會加重脂肪代謝紊亂，而且由於植物神經（自主神經）功能失調，使冠脈發生痙攣而引起心絞痛造成心肌梗死。這是心臟疾病引起睡眠不良的原因。

心臟病也會引起睡眠差。例如：心衰患者呼吸困難，甚至會導致睡眠呼吸暫停，從而影響睡眠。此外，房顫和心悸也會影響睡眠。

讓血脂在睡眠中平穩

高血脂是指血液中膽固醇含量增高，三醯甘油（三酸甘油酯）的含量增高，或二者皆增高，患者往往還有高密度脂蛋白膽固醇降低的血脂異常改變。

有些老年人由於血脂過高，導致血液過於黏稠，以致血流變緩，從而產生缺氧的感覺。因爲氧氣是靠著血液的流動在身體中運輸的，這種睏倦是由於缺氧造成的，所以你可以選擇定期吸氧，以改善睏倦的情況。也不要睡眠過多，保持正常的睡眠即可。如果用速效降脂的藥物，記得在用藥期間要注意監測肝功能，因爲這些藥對肝臟都有一定的損害。

高血脂和睡眠兩者屬於一個相互牽制，相互影響的關係。保持正常的血脂也就爲優質睡眠起到了保障作用，而好的睡眠也可以防止這些疾病的發生。降血脂也是老人平常生活中應該注意的事項，預防高血脂是身體健康的一個重要環節。

大蒜、綠豆和豆類膳食、薑黃都是日常生活中常見的食材，應該經常食用以達到降低血脂的效果。

除了食物，一些常見的中藥材也可以在醫生的指導下長期使用，既能改善睡眠又能降低血脂，是一舉兩得的好方法。比如：澤瀉、山楂、靈芝、何首烏、決明子。只要血脂保持在正常的狀態，老人的睡眠就又多了一道有效的屏障，睡眠的品質也就相應有了保障，而充足的睡眠是人體健康的重要前提。

抑制高血脂的特效睡法

· **枕頭不宜過高**：因血脂高者血流慢，睡眠時更慢，如果枕頭再把頭頸墊高，流向頭部的血液將減慢、減少，容易發生腦缺血。

· **晚飯不宜吃得過飽**：進食後胃腸蠕動增強，血液流向胃腸部，導致頭部心臟的血液減少，也會誘發腦梗塞，冠心病。

· **不宜加蓋厚棉被**：老年人在冬季不要加蓋厚重的棉被，厚重的棉被壓在人的身體上使呼吸和血液循環受阻，容易導致腦血流障礙和缺氧。

· 愼用安眠藥及降壓藥：睡前不要服大量安眠藥及降壓藥，因爲這些藥均不同程度減慢睡眠時的血流，使血液黏稠度相對增加，易導致中風發生。

高血壓患者的「睡眠經」

睡眠與高血壓患者的關係十分密切。高血壓病人易於激動，容易出現失眠，而睡眠不好又容易誘發高血壓。血壓升高時，病人多有頭痛、頭暈、頭脹和緊箍感等症狀，可直接影響睡眠。具體表現爲入睡困難，整夜處於夢魘、易醒的淺睡狀態，血壓無法實現生理波動，血管平滑肌總處於緊張狀態，從而逐漸加重病情。當高血壓出現併發症（如高血壓腦病）或服用某些降壓藥物（如複方降壓片）時，也可影響睡眠。

心臟、腎臟也是由副交感神經控制的，晚上活動緩慢，睡眠好了，心臟、腎臟就有了休養及修復的時間。如果睡眠不好，高血壓患者交感神經的緊張就會加強，血壓就降不下來。

高血壓病對老年人健康危害很大，最嚴重的莫過於隨著血壓升高，併發中風，且常發生於夜間。因而，高血壓病人安排好自己的休息與睡眠，自我創造一些易於睡眠的條件，克服一些不良嗜好，這樣有助於提高睡眠品質。

老年人的晚餐適宜以清淡爲主，飲食適中，不可貪吃。而有些老年高血壓病人，對晚餐並不在乎，有時毫無顧忌地大吃大喝，導致胃腸功能負擔加重，影響睡眠，不利於血壓下降。因此晚餐宜吃易消化食物，並配以湯類，不要怕夜間多尿而不敢飲水或進粥食。進水量不足，可使夜間血液黏稠，促使血栓形成。

人的喜怒哀樂，都容易引起神經中樞的興奮或紊亂，使人難以入睡，甚至造成失眠。因此，睡前要儘量避免大喜大怒或憂思惱怒，以情緒平穩爲好。如果精神緊張或情緒興奮難以入睡，可以採取仰臥姿勢，雙手放在臍下，全身放鬆。口中生津時，不斷將津液咽下，幾分鐘後便可進入夢鄉。

高血壓患者在按時服用降壓藥的同時，堅持做到上述幾點，並搭配飲食調整，定會提高睡眠品質，使血壓保持平穩，從而減少中風的機會。

睡前娛樂活動要有節制，這是高血壓患者必須注意的一點。如下棋、打麻將、打撲克要限制時間，一般以1～2小時爲宜；要適當控制情緒，堅持以娛樂爲目的，不可計較輸贏，不可過於認眞或激動，否則會導致血壓升高；看電視也應控制時間，不宜長時間坐在電視螢幕前，也不要看內容過於刺激的節目，否則會影響睡眠。

高血壓患者的助眠小食

·**菊花決明子茶**：決明子加水煮沸15分鐘，濾汁泡入杭白菊，當茶飲用。菊花與決明子有減少血中膽固醇、降低血壓的作用。夏天泡茶飲用，適用於肝火較旺、頭痛目赤、心煩善怒、口渴、出汗較多的高血壓患者。

·**海蜇絲瓜湯**：海蜇皮、鮮嫩絲瓜、蝦米，煮湯飲用。海蜇皮有軟堅化痰、滋陰平肝、消積潤腸的功能；絲瓜能清熱涼血、平肝祛風；少量蝦米既能調味，又能補腎，對高血壓患者頗爲適宜。

·**玉蓮飲**：取玉米鬚60克，蓮心5克，煎水作茶飲用，有清熱、安神、除煩的作用。適用於罹患高血壓、神經衰弱者。

·**冰糖醋酸飲**：陳醋和冰糖拌和使之溶化，貯於瓶中備用。冰糖陳醋甘酸化陰，既能養陰平肝，又能祛淤通脈，用於伏暑清涼降壓。

·**芹菜汁**：芹菜具有平肝清熱、明顯降壓作用，取鮮芹菜洗淨，用沸水燙2分鐘，切碎絞汁，每次服1小杯，每日2次。

·**山楂荷葉茶**：山楂有擴張冠狀動脈、舒張血管、降脂、降壓等多方面的功效；荷葉能清熱解暑、健脾開胃。此茶適用於高血壓兼高脂血症患者暑天常飲。

·**拌菠菜**：菠菜具有疏通血脈、下氣調中、益血潤腸的功效。取新鮮菠菜置於加入少許食鹽的沸水中汆燙2分鐘取出，加適量麻油拌食。常用來治高血壓之便秘、頭痛、面紅、目眩症狀。

深度睡眠——糖尿病人健康之本

俗語說得好：「藥吃十服，不如獨宿一夜。」大多數老人都有這樣的體會：「一夜不宿，十夜不足；一夜不睡，十夜不醒。」由此可見睡眠的重要性。

充足的睡眠是保持青春活力的重要條件，經常性的睡眠不足不僅會破壞人體的正常代謝，而且還會誘發糖尿病。研究人員通過研究發現，在對年齡、性別、種族和血型等多方面影響性因素排除以後，如果按照世界各國醫務工作者都認可的日均睡眠7～8小時爲適宜標準的話，那麼每天睡覺時間不足5小時的人，其所患糖尿病的平均機率是標準人群的2.5倍。此外，對於每日僅睡約6小時或睡眠時間超過9小時的人群來講，這一指數雖然略有下降，但仍高達1.7倍左右。

深度睡眠又稱「慢波睡眠」，是人體得到最充分休息的睡眠階段，因此被認爲是睡眠品質高低的決定因素。但切記不可因爲夜晚沒睡好而利用早晨時間補覺。專家稱，糖尿病患者不宜睡懶覺。這是因爲早晨4點到上午9點，是血糖最容易升高的時段。所以早晨用藥量較大，如果早晨沒有按時起床，按時吃飯用藥，整個白天的血糖規律就被徹底打亂，會引起血糖的升高，增加腎臟的負擔，隨後導致血糖的波動，增加對血管的傷害，也加重了病情。

還有些用中長效胰島素的病人，如果不及時吃飯以及睡覺，前一天晚上用的藥物還在起作用，容易造成低血糖的危險。尤其是對一些年紀比較大的患者，睡眠中的低血糖會導致昏迷，嚴重時可能危及生命。不要因打亂睡眠規律，而耽誤按時吃藥，尤其是別睡懶覺。糖尿病者如果前一天晚上睡得少，需要早晨「補補覺」，最好在早晨6～8點的時候，起來服用降糖藥或補充胰島素，這樣才能保證血糖不受影響。

除了科學的作息時間，糖尿病者還要注意對病情程度的了解，除了日常的血糖監測外，還要每2～3個月檢查一下糖化血紅蛋白，總結自己一個階段的狀態，以便更好地控制病情，制訂出下一步的治療方案。

人體內的糖是人體必要的營養物質成分，是人體新陳代謝和各臟腑器官運動的能量所在。人如果缺乏了葡萄糖（糖在身體內轉化為葡萄糖被人體吸收），就會產生一系列的病症反映，甚至會產生低血糖、昏迷、出冷汗、饑餓等症狀，時間長了，會加速人體內各組織器官的老化，降低身體的協調功能，這樣下去危害更大。尤其是糖尿病人，血糖高就是因為葡萄糖不能正常地被人體各組織器官吸收，在血液中呈現出來、被尿液排泄。所以糖尿病人本身營養吸收就不好，如果過度節食，各種微量元素、營養物質補充不足的話，對治療糖尿病沒有好處，對自身危害也很大。

糖尿病老年患者飲食中的總熱量宜低於正常生理需要，建議每天熱量分配的比例為早餐30％、午餐50％、晚餐20％，限制脂肪攝入的質和量。一般認為，膳食中的不飽和脂肪酸、飽和脂肪酸、單不飽和脂肪酸之比例1：1：1為宜。患者每天膽固醇攝入量控制在300毫克以下，將有助於降低血清膽固醇的含量。

不可忽視的「吃知識」

・不吃過甜的食物，不吃辛辣的食品。

·長期喝苦丁茶。
·不要吃含高熱量、含澱粉成分高的食品。
·瓜子、花生、核桃等等最好不要吃。
·粥最好不要喝，會使血糖很快升高。
·多吃綠色食品、野菜、蕈類、木耳、五穀雜糧等。
·渾身乏力時喝淡鹽水。
·飲食方面要注意粗、細糧搭配，建議吃些南瓜、燕麥片等。
·不要過量進食。
·可吃少量水果，一般一日量在100克左右，但須注意血糖和尿糖的變化。如果吃了水果後尿糖增多，則應減少主食，以免出現血糖升高。爲防止動脈硬化、便秘，應飲食多樣化，滿足人體所需營養，以利健康長壽。

3 老人睡眠須特別注意

必須要做的睡前「功課」

老年人要想得到充足、深沉、酣甜的睡眠，解除一天的疲勞和改善腦力，睡前的準備十分必要。對患有失眠症的老年人來說，睡前準備更爲重要。

・臨睡前半小時，應停止工作學習，以及看電視、打麻將等娛樂活動。最好起身到庭院裏，或在居室內活動一下，做一做體操、練一練太極拳等，不要過於用力，應自然、放鬆，使心身得以平靜，爲即將來臨的睡眠打下基礎。

・患有慢性支氣管炎、肺心病等肺部疾病的老人，睡覺前要將痰盂放在床邊，以便隨時吐痰。冠心病、心絞痛、高血壓病人不要突然鑽入冷被窩，可放置熱水袋或使用電毯。遇寒能引起血管收縮，血壓升高，易在血管痙攣處發生血小板的聚集，形成血栓，引發心腦血管急症。保健藥盒要放在床頭，以備急用。

・經常夜間起來的老人，床頭應有電燈開關，以便照明。對於行動不便的老人，房間裏最好保持微弱柔和的燈光。老年人的眼鏡、拐杖等都應放在床頭附近容易拿到的地方，方便夜間使用，以免發生意外。

很多老人喜歡睡前泡腳，但專家提醒，冬日泡腳時間最多30分鐘，否則雙腳的局部血液循環長時間過快，會造成身體其他部位相對缺血，老人有可能因腦供血不足而昏厥。另外飯後半小時內不宜泡腳，否則會影響胃部血液的供給，長期下來會使老人營養不良。泡腳後也不能馬上睡覺，趁著雙腳溫熱的時候揉揉腳底，及時穿好襪子保暖，待全身熱度緩緩降低後入睡效果最好。

・晚餐過多食用稀湯、稀粥會沖淡幫助消化的胃酶濃度，反而造成消化不良。晚上有喝粥習慣的老年人，最好喝稠一些的，並且不要多喝。

老年人因腸胃功能較弱，一次喝水過多會減弱消化功能，正確的做法是少量多飲，夜裏補水也是一樣。另外，夜間口渴雖是正常現象，但也要考慮疾病的可能。如男性前列腺肥大、女性排泄障礙等都會使喝下的水難以正常吸收，導致頻繁排泄。此時，更應該少量多飲，讓身體慢慢吸收水分。

・老人睡前可以服用的藥物類型有以下五種——

(1) 是滋補類藥，如滋陰養血藥宜在入睡前空腹時服用，因夜間9～11時爲腎臟最爲虛衰之際，此刻服藥可起到及時滋補作用。

(2) 是降血脂藥，如氯貝丁酯，一般每日服用2次，其中一次安排在睡前服用，既可減少用藥量，避免副作用，又有更好地發揮藥物在夜間控制游離脂肪酸的作用。

⑶是安神催眠藥，必要時在睡前服用，有利於儘快過渡到睡眠狀態。

⑷是驅蟲藥，入睡前空腹時服用，主要是根據人體陽消陰長的變化規律，結合寄生蟲的活動特點，以促使蟲體與病邪及時排出。

⑸是緩瀉藥以及治療過敏性疾病的藥物，可在臨睡前半小時服用。

此外，有些老年人不宜在睡前服用安眠藥，睡前服用安眠藥的肺氣腫病人，絕大多數會出現呼吸暫停現象，每次呼吸暫停的時間，一般可持續10秒鐘。

關於老人的睡眠禁忌

老人在睡眠的準備、姿勢和習慣方面，還要特別留意一些睡眠時的禁忌，這直接關係到老人身體的健康，不容忽視。

·**忌眼睛對著燈光而睡**：人睡著時，眼睛雖然閉著，但仍能感覺光亮。對著光亮而睡，容易使人心神不安，難以入睡，而且即使睡著也容易驚醒。

·**忌當風而睡**：房間要保持空氣流通，但不要讓風直接吹到身上。因爲人睡熟後，身體對外界環境的適應能力降低，如果當風而睡，時間長了，冷空氣就會侵入身體，引起感冒風寒等疾病。

午睡的老人最幸福

中午適當小睡，可彌補「大睡」之不足，迅速消除疲勞，老人及體弱者尤其需要午睡。但須注意，老人午睡有學問。

一、不宜飯後即睡：最近德國醫學專家指出，午餐後立即睡覺對某些人來說有一定的危險性，特別是年齡在65歲以上，及血壓偏低的中老年人，其原因是人進食後機體爲了保證食物的消化吸收，體內血液重新分配，腹部血管擴張充血，這時全身其他各處的有效血液循環量相對減少，腦部血液供應也減少。

二、不宜時間過長：一般來說老年人隨著年齡的增長，睡眠時間相對較少，若老人白天睡時過長，晚上則難以入睡，而且醒得也早。午睡應以45～60分鐘爲宜。

三、不宜坐著睡：老年人愛坐在椅子或沙發上打個盹，這個習慣有害健康。老人心肌功能較差，坐著睡心率減慢，血管擴張，流經各種臟器的血液也減少，加上消化需要血液的供應，這樣更影響腦部血液的供應，從而加重「腦貧血」，導致頭暈、耳鳴、腿軟等不適症狀。

四、不宜著衣午睡：老人午睡一定要寬衣蓋被，不要怕麻煩著衣而睡，否則易患感冒，引發多種老年疾病。

五、不宜露天而睡：無論春夏秋冬，老人午睡都應在胸口蓋上大毛巾被，因爲老人毛竅空虛，年老體弱，極易受寒著涼。

那麼有午睡習慣的老人，若是有以上幾種狀態不適宜睡午覺該怎麼辦呢？專家認爲，人在睡眠時，循環系統處於低動力狀態，這對於心腦血管疾病患者可能會不利，但對身體健康的老人不會產生任何影響。老人是否需要午睡，要因人而異。如果覺得中午身心疲乏想休息一下，大可不必硬撐著不去睡。睡眠可以降低氧分消耗，使精神旺盛。但是如果有些老人中午常年沒有午睡習慣，也可以不用午睡。

睡中須防備的突發心腦疾病

睡眠不足會加重心理焦慮症狀，提高罹患心腦血管疾病的風險。在相同情況下，睡眠不足對女性的影響更大。

世界衛生組織公布，全世界有超過85%的心腦血管病患者在睡眠中易猝死。專家提示，凌晨2點鐘～5點鐘是心臟病患者的魔鬼時間，70%～80%的心臟病患者都在此時猝死。所以，防備老人突發的心腦病，必須從現在開始。

・不要張口而睡　張口入睡，空氣中的病毒和細菌容易乘虛而入，造成「病從口入」，而且也容易使肺部和胃部受到冷空氣和灰塵的刺激，引起疾病。

·不要蒙頭而睡　老人一般比較怕冷，所以有的老人喜歡蒙頭而睡。這樣，因大量吸入自己呼出的二氧化碳，而又缺乏必要的氧氣補充，對身體極爲不利。

·不要仰面而睡　睡的姿勢，以向右側身而臥爲最好，這樣全身骨骼、肌肉都處於自然放鬆狀態，容易入睡，也容易消除疲勞。仰臥則使全身骨骼、肌肉仍處於緊張狀態，不利於消除疲勞，而且還容易造成因手搭胸部而產生噩夢，影響睡眠品質。

·老人連打瞌睡，須謹慎　老人愛打瞌睡是正常生理現象。人完全蘇醒狀態只能維持4小時，打瞌睡可以爲生命「充電」。但是假如老年人連連打呵欠，要考慮是否爲腦血管疾病的前奏，應及時到醫院檢查、診斷、治療。

·睡眠過多不利於健康　有的老年人，睡眠時間超過10個小時。其實，嗜睡與老人血管硬化有關，睡眠時間過長的老人比睡眠少的同齡老人，心臟病發生率高出1倍，中風高出4倍。另外，入睡狀態心率較慢，血液流動速度減緩，容易出現血栓。

血液堵塞、血液逆流正是心腦血管患者血液不暢通、睡眠中易突發猝死的重要原因。讓血液暢通無阻地流動起來，不讓身體「突然發生短路」已成爲挽救心腦血管患者的又一重要治療新方向。

睡眠障礙可誘發老年癡呆

一項最新的全國調查顯示，有30％的人存在睡眠障礙，其中老年男性是睡眠呼吸障礙的高發人群。睡眠呼吸障礙又叫打鼾，最新研究證明，打鼾屬於源頭疾病，能誘發心腦血管疾病、猝死、癡呆、性功能減退等疾病，已經被醫生列爲危害健康的高危因素。

老年人千萬別把打鼾不當回事，如果經睡眠監測證實打鼾已經影響了身體健康，就應該接受治療。有研究統計，有50％～90％的睡眠呼吸障礙患者患有高血壓，他們突發心腦血管意外的機率是正常人的8.5倍。

打鼾等睡眠障礙是誘發老年癡呆最直接的原因之一。預防老年性癡呆要從中年開始做起，因爲老年性癡呆如能在癡呆前期或癡呆初期被發現，並在生活上採取相應措施，是完全可以控制其發展的，並且可以使其在一定程度上向好的方向轉化。

長期忍受睡眠呼吸暫停的痛苦且不治療，則可能產生嚴重的併發症。建議患者先進行睡眠呼吸監測，檢查睡眠時阻礙呼吸的「關鍵部位」，如果是鼻腔狹窄就做鼻腔拓寬手術，手術的主要目的是要保持患者呼吸暢通。

老年人應多補充有益的礦物質及微量元素，缺乏必需的微量元素（如鋅等）可致大腦供血不足，引起血管病變。適當補充維生素E，可以增強記憶力，也有助於預防老年癡呆。另外，老年人要多吃魚，少吃鹽。

另外，法國研究人員發現，陳年大蒜製成的浸膏具有減緩大腦功能衰退的功用。大蒜有降脂、補腦、降壓和抗氧化作用。預防老年癡呆，首先應保持血壓正常。可每天早上空腹吃糖醋大蒜1~2個，並喝醋，治療高血壓並老年性癡呆症者。單飲適量大蒜汁，治療高血脂伴有老年癡呆症。

常做用腦且有趣的事情，可保持老人的頭腦靈敏，鍛鍊腦細胞反應敏捷。而整日無所事事，則罹患老年癡呆症的比例較高。老年人應保持活力，多用腦，如多看書、多學習新鮮事物；培養業餘愛好，可活躍腦細胞，防止大腦老化；廣泛接觸各方面的人，如和朋友聊天、打麻將、下棋等，都可刺激神經細胞活力。

動脈硬化是老年癡呆的主要「敵人」。開展適宜的體育活動，有助於改善動脈硬化，預防老年癡呆。運動還可促進神經生長素的產生，防上大腦退化。運動過程中，除整體性全身活動外，老年人應儘量多活動活動手指，既有利於延緩大腦衰老，對預防老年癡呆也有一定的幫助。

〈全書終〉

國家圖書館出版品預行編目資料

超強健康睡眠術，宇琦、魯直　著，
初版，新北市，新視野 New Vision，2023.01
面；　公分 --
ISBN 978-626-96569-4-3（平裝）
1.CST：睡眠　2.CST：健康法

411.77　　111017375

超強健康睡眠術

宇琦、魯直　著

出　　版　新視野 New Vision
製　　作　新潮社文化事業有限公司
製 作 人　林郁
電話 02-8666-5711
傳真 02-8666-5833
E-mail：service@xcsbook.com.tw

總 經 銷　聯合發行股份有限公司
新北市新店區寶橋路 235 巷 6 弄 6 號 2F
電話 02-2917-8022
傳真 02-2915-6275

印前作業　東豪印刷事業有限公司
印刷作業　福霖印刷有限公司

初版一刷　2023 年 1 月